眠れなくなるほど面白い

人体のナゾ

図解

人体研究会　編

日本文芸社

第一章　脳・神経系のナゾ

脳の記憶容量はどれくらいある？……8
脳が大きい人ほど頭もいい？……10
なぜ疲れると甘いものが食べたくなる？……12
冷たいものを食べるとなぜ頭が痛くなるの？……14
恋をすると心臓がドキドキするのはなぜ？……16
タバコや麻薬がやめられない理由は？……18
温泉で病気が治るのはどういうこと？……20
酔って記憶がなくても家に帰れるのはなぜ？……22
人はどうして夢を見るのか？……24
人体のナゾ コラム
脳死の判定基準とは？……26

第二章　筋肉・骨格系のナゾ

「親知らず」は何のためにあるのか？……28
どうして「ぎっくり腰」になるの？……30
関節がポキポキと鳴るしくみは？……32
筋肉が勝手にピクピク動く現象って？……34
あくびをするとなぜ涙が出るのか？……36

身長がまだ伸びるかはココでわかる！……38
「火事場の馬鹿力」って本当にあるの？……40
お酒を飲んだ翌日、なぜ体がだるくなるの？……42
「寝違え」はどうして起こる？……44
鼓膜が破れても音は聞こえる？……46
人間の骨は全部で何個あるの？……48
人体のナゾ コラム
筋肉痛の遅れに年齢は関係ない？……50

第三章 呼吸器・循環器・消化器のナゾ

人間が登れる高さの限界は？……52
飲み過ぎるとなぜ「二日酔い」になるのか？……54
悲しいとき・痛いときに涙が出る理由……56
泣くとなぜ鼻水まで出るのか？……58
お酒に強い人と弱い人の違いは？……60
こんなにすごい唾液のパワー……62
なぜ鼻の穴は2つあるのか？……64
人間が一番汗をかく部位はどこ？……66
おならを我慢するとどうなるの？……68
お腹が減るとグーと鳴るのはなぜ？……70

人体のナゾ コラム
胎児はなぜ産まれた瞬間に肺呼吸できる？ …… 72

第四章 皮膚・血管・細胞系のナゾ

血は赤いのに血管が青く見えるのはなぜ？ …… 74
がん細胞は毎日発生し続けている!? …… 76
血液が循環する速度はどれくらい？ …… 78
目は疲れるとなぜ充血するのか？ …… 80
爪は骨なのか？ 皮なのか？ …… 82
指紋の役割は滑り止め？ …… 84
足がしびれるのはどういうしくみ？ …… 86
人間の細胞は何日で生まれ変わる？ …… 88
体の中で一番汚い場所は？ …… 90
なぜ思春期にニキビができやすい？ …… 92
蚊に刺されるとなぜかゆくなるのか？ …… 94
人間の毛が伸びる速さはどのくらい？ …… 96

人体のナゾ コラム
なぜ献血の血液はいつも不足しているのか？ …… 98

第五章　性器・乳房・泌尿器系のナゾ

胸は揉むと大きくなるって本当？…… 100
緊張するとお腹が痛くなるのはなぜ？…… 102
男女の産み分けは可能なのか？…… 104
精子の数に限界はあるのか？…… 106
女性の生理周期が伝染する秘密…… 108
女性の乳首が黒くなる理由…… 110
おしっこは飲んでも害はない？…… 112
おしっこの色はなぜ毎回違う色なの？…… 114
母乳はどうやって作られる？…… 116
膀胱に溜められるオシッコの最大量は？…… 118

人体のナゾ コラム

処女膜は何のためにある？…… 120

第六章　運動・感覚器系のナゾ

電車に揺られると眠くなるのはなぜ？…… 122
なぜ睡眠を取らなくてはならないの？…… 124
どうしてストレスは溜まるのか？…… 126
「音痴」は直すことができるの？…… 128

自分で車を運転するとなぜ酔わない？……130
人間にだけなぜ白目がある？……132
人の舌は「辛さ」を判断できない？……134
薬指を曲げると小指も動くのはなぜ？……136
人間の体で一番敏感な場所は？……138

人体のナゾ コラム
あくびが他人にうつるのはなぜ？……140

第七章 成長・遺伝子系のナゾ
DNAと遺伝子の違いは？……142
ハゲる人とハゲない人の違いは？……144
人間の歯はなぜ生え変わるのか？……146
どうして目は悪くなるのか？……148
「のどちんこ」って必要なの？……150
中高年になるとなぜ加齢臭が出るの？……152
蚊に刺されやすい人と刺されにくい人の違いは？……154
歳をとるとなぜ朝早く目が覚める？……156
白髪はなぜ生えてくるのか？……158
参考文献……160

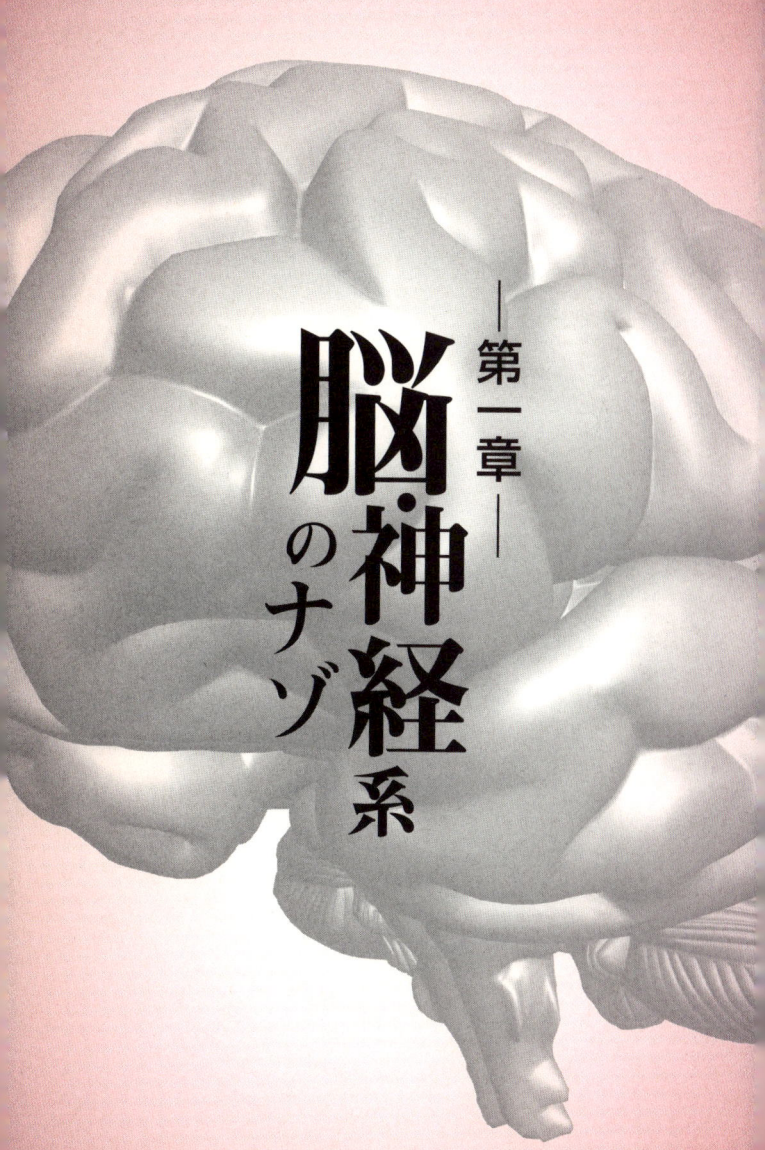

―第一章―

脳神経系のナゾ

第一章　脳・神経系のナゾ

脳の記憶容量はどれくらいある？

パソコンに例えると17・5テラバイトの大容量！

人間の脳の記憶容量（メモリ）を計算する方法はいくつかありますが、ここでは「脳細胞の数」から推定する方法で計算してみましょう。

脳の神経細胞の数はおよそ140億あるとされており、1個の細胞から他の細胞のシナプス（細胞間に形成される、シグナル伝達などの神経活動に関わる接合部位とその構造）への連結数は平均1000個といわれています。このことから、学習可能記憶箇所は140億×1000＝14兆箇所となります。1箇所のデータ量を10ビット（ビットはコンピュータが扱う情報の最小単位）程度と仮定すると、14兆×10ビット＝140兆ビットとなります。1ビット＝8バイト

記憶の保存場所

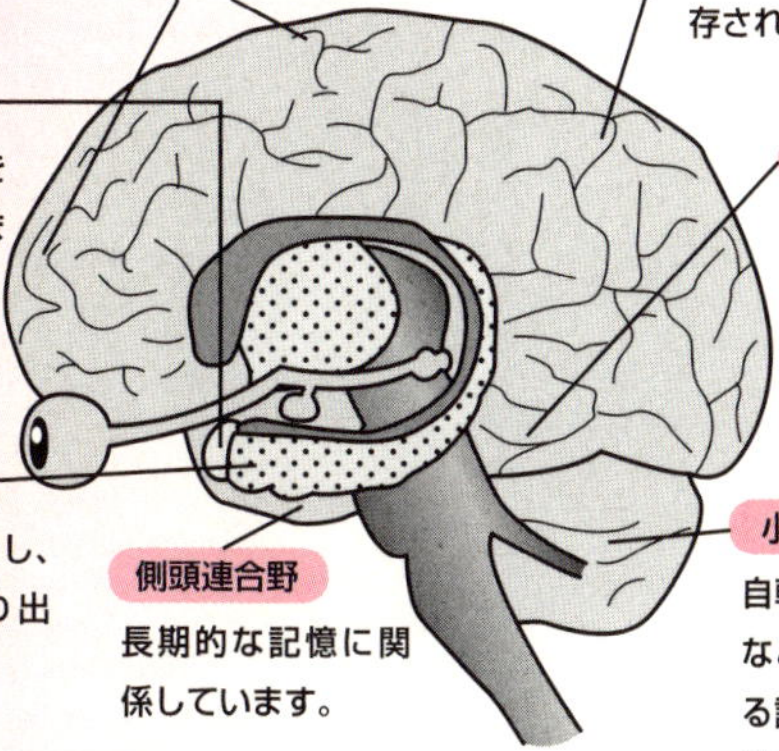

前頭連合野
記憶した場所を管理している所です。
運動連合野
体の動かし方を記憶しています。
頭頂連合野
長期的な記憶が保存されています。
扁桃核
恐怖の感覚を記憶しています。
側頭葉
意味の記憶が保存されています。
海馬
記憶を整理し、大脳へと送り出します。
側頭連合野
長期的な記憶に関係しています。
小脳
自転車の乗り方など、体で覚える記憶を扱う部位です。

なので、バイトで表すと、17・5TB（テラバイト）となり、これが脳の推定メモリサイズとなります。一般的なDVD（4・7GB／枚）で約3700枚、ブルーレイディスク（50GB／枚）でも350枚に相当する容量です。

ちなみに、人間の記憶力は人それぞれ大きく異なると考えられがちですが、特別な人物をのぞいて、ほとんど個人差がないという実験結果が出ています。記憶が得意な人とそうでない人の違いは、暗記の方法や習慣に大きな差があるといわれています。

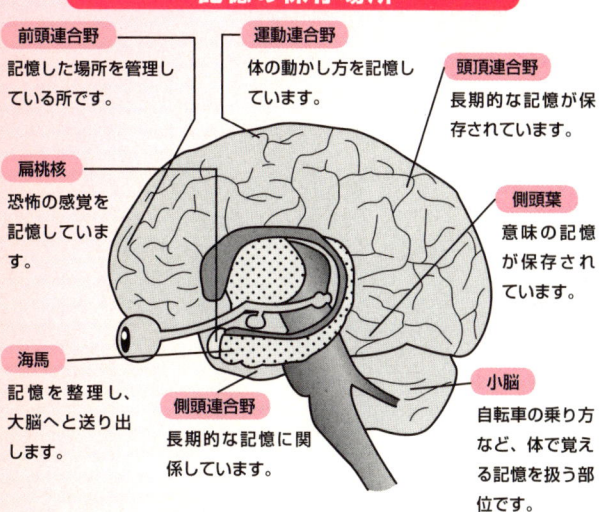

第一章　脳・神経系のナゾ

脳が大きい人ほど頭もいい？

脳の大きさと知能指数は比例しない

平均的な人間の脳は1・2～1・6キログラムの質量があります。では、脳の質量の大小で賢さに違いがあるのかというと、決してそういうことはありません。

アメリカでは、事故で脳の大部分を失った患者が無事回復し、事故以前とさほど変わりなくその後も仕事に復帰したという事例が報告されています。

また、脳があるべきスペースに髄液がたまり、通常の脳の大きさの半分以下の大きさしかもたない脳水腫患者にＩＱテストをした結果も報告されており、半数以上が100を超す結果を出したとされています。こうしたことから、脳の大きさの大小で人間の賢さに違いは生まれない、というのが本当のところなのです。

脳の大きさ

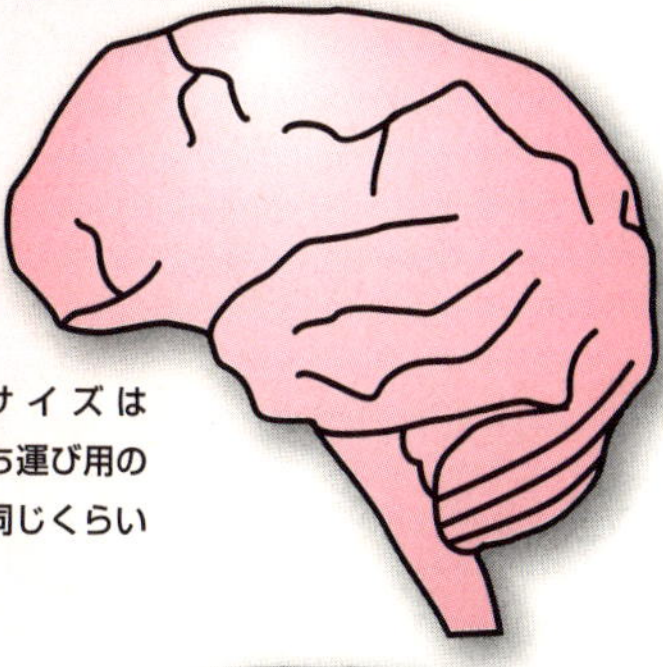

一般的な大きさ

平均的な脳のサイズは1.2~1.6kgで、持ち運び用のノートパソコンと同じくらいの重さです。

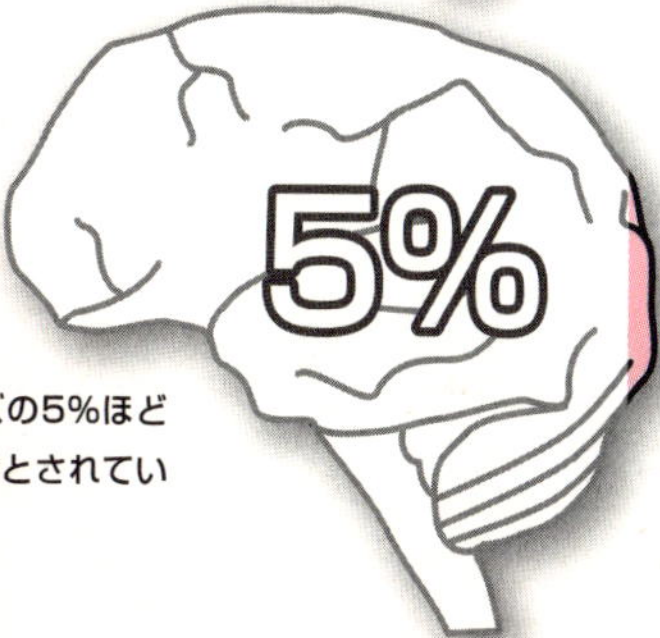

報告例

人間は通常のサイズの5%ほどの脳でも生存が可能とされています。

IQ(知能指数)について

知能指数の平均値は 100

知能指数を表すIQは100が平均的な数字で、その数字で知能を表します。

平均的な日本人のIQは110程度で、東大生の平均は120といわれています。有名なところでは、アインシュタインは173、ガリレオは125だったそうです。

第一章　脳・神経系のナゾ

なぜ疲れると甘いものが食べたくなる？

脳がエネルギー源のブドウ糖を欲する

激しい運動や、長時間の仕事をした後など、甘いものを無性に食べたくなった経験はありませんか？　実は、そのときたまたま甘いものが食べたくなったのではなく、きちんとした理由があるのです。

人間をはじめ、動物や植物の活動エネルギーの源となる物質のひとつにブドウ糖があります。ブドウ糖とは、代表的な単糖（それ以上は加水分解されない糖類）のひとつでグルコースとも呼ばれます。ブドウ糖の働きの中で、最も大切な役割は脳を正常に働かせることです。脳は人体のどの臓器よりも多くのエネルギーを消費し、人間が一日に消費するエネルギーの約18％を占めるといわれています。その次に消費するのが筋肉です。

ブドウ糖の吸収過程

体内に取り込まれたブドウ糖は、すい臓から分泌されるインスリンによって全身に運ばれます。

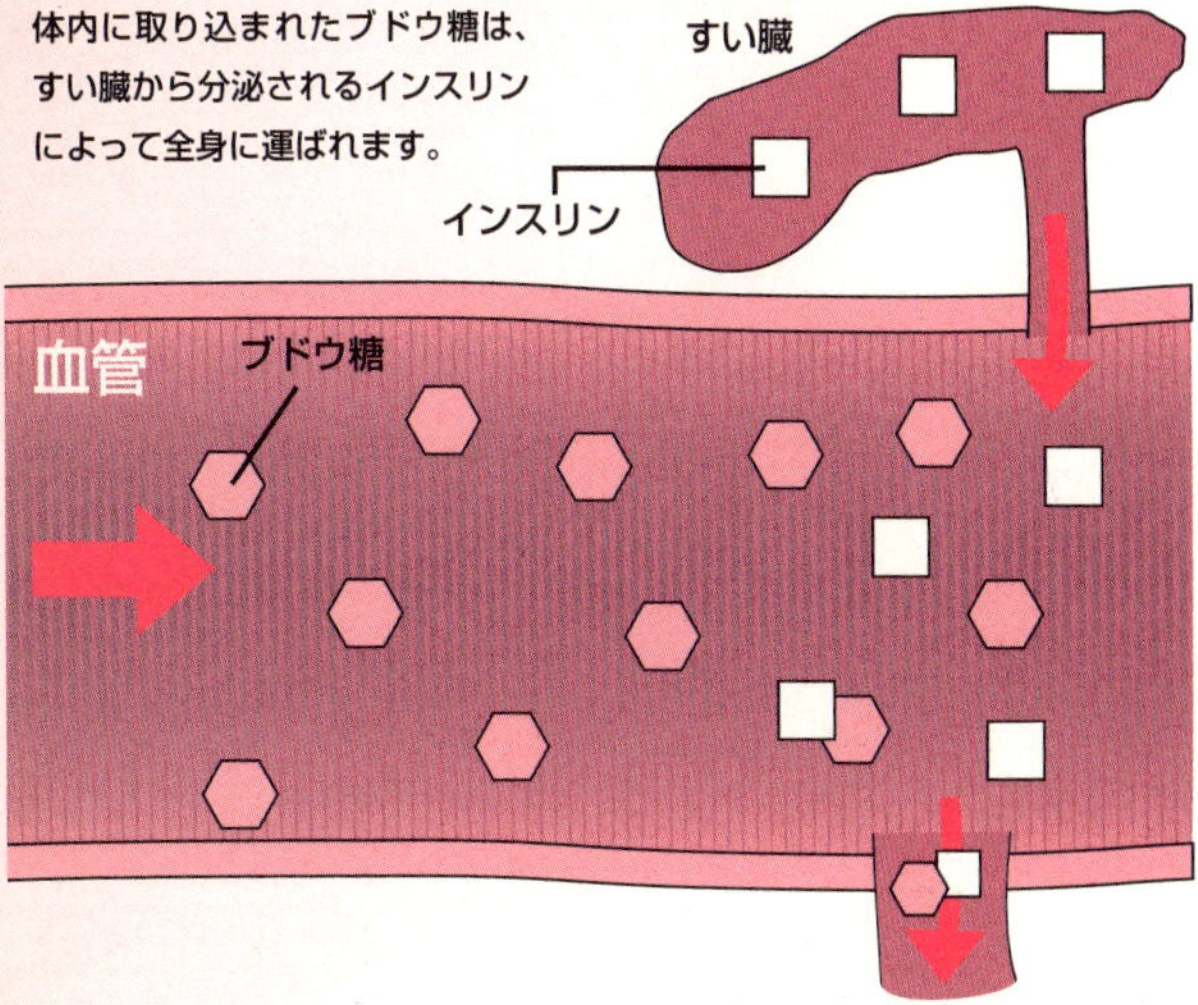

したがって、仕事や勉強で頭が疲れたときや運動で体（筋肉）が疲れているとき、血液中のブドウ糖が大量に消費され、血糖値が低下している状態になっています。そこで、脳がエネルギー源となる糖分を要求して、疲れを回復しようとするのです。

体が疲れて糖分を欲しているけど、「甘いものが苦手」「体重が気になる」という人は、ブドウ糖を効率よく摂取できる商品が多数販売されているので、試してみてはいかがでしょう。

冷たいものを食べるとなぜ頭が痛くなるの？

血管の膨張で頭痛伝達神経が圧迫される

アイスクリームやかき氷などを食べたときに頭が痛くなることを、医学用語で「アイスクリーム頭痛」といいます。

口に冷たいものを入れると口の周辺の筋肉や血管が収縮します。そのとき体は体温が下がったと感じ、一定の体温を保つため血の巡りをよくしようとします。このとき、血管が膨張して三叉神経《さんさしんけい》を圧迫します。また、急激な刺激を受けると三叉神経核でこめかみ側の神経と口から来ている神経の混線がおき、冷たさ（刺激）を頭痛と受け取ってしまうのです。

頭が痛くなる原因にはもう一つあります。冷たいものを食べると頭の血管に軽い炎症が一時的に起きることがあり、頭の血管に実際に痛みが起こります。この

三叉神経とその働き

三叉神経は眼・上顎・下顎と３つの神経に分岐していることから、その名で呼ばれます。

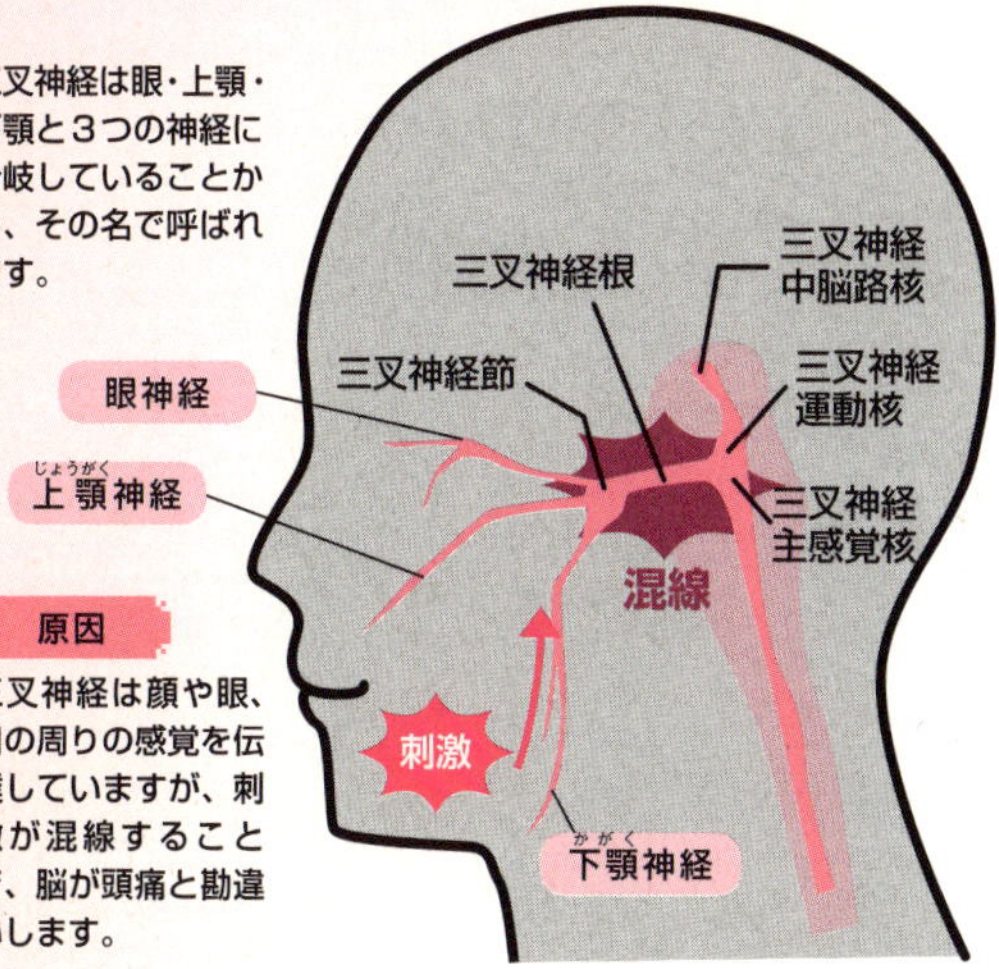

原因

三叉神経は顔や眼、口の周りの感覚を伝達していますが、刺激が混線することで、脳が頭痛と勘違いします。

場合、炎症が起きてから数秒後に痛みを感じるので、冷たいものを食べてから時間差がある場合はこちらの原因が大きく関わっていると考えられます。

このように冷たいものを食べたときに頭が痛くなるアイスクリーム頭痛は、二つの原因のうちどちらかが起きているか、または両方が同時に起きているためだと考えられています。

冷たい物を食べても頭が痛くならないようにするには、なるべく強い刺激を与えないように、ゆっくり時間をかけて食べることが効果的です。

恋をすると心臓がドキドキするのはなぜ？

内臓を活発にする神経が呼び起こされる

特定の好意をもっている人が目の前にいたり、その人のことを考えると心臓がドキドキするのは、自律神経系と内分泌、この二つの働きによるものです。

自律神経系は、内臓器官全般のコントロールをおこない、内分泌は、ホルモン等を血管内へ放出する働きをします。

そして、この2つを統括している部分が「視床下部《ししょうかぶ》」と呼ばれる部分です。好きな異性に会うとこの視床下部が反応し、次に交感神経と呼ばれる、内臓系を活発にする神経が呼び起こされ、興奮して、心臓がドキドキしてしまうのです。

また、遠距離恋愛のように「障害のある恋」が燃え上がるのは、ホルモンの分泌が高まるシチュエーションであるからで

視床下部と役割

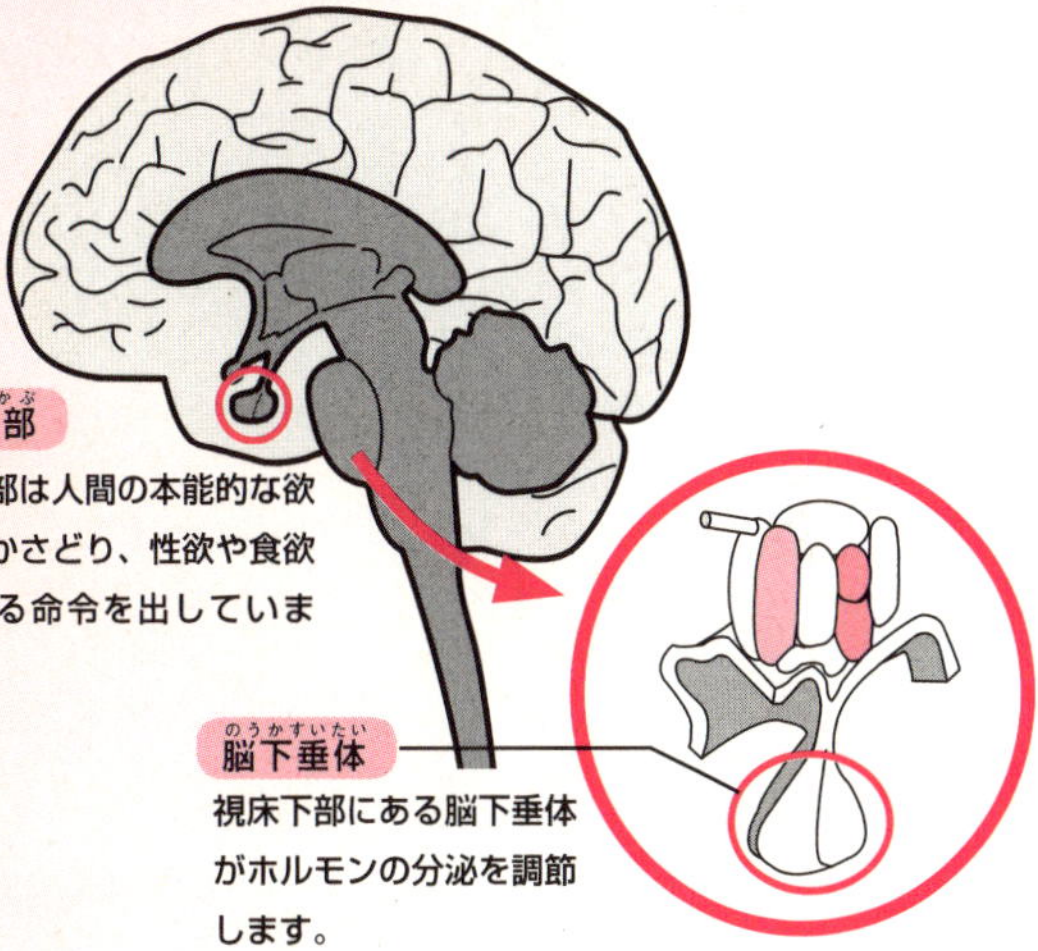
視床下部《ししょうかぶ》
視床下部は人間の本能的な欲望をつかさどり、性欲や食欲に関する命令を出しています。
脳下垂体《のうかすいたい》
視床下部にある脳下垂体がホルモンの分泌を調節します。

す。会えないストレスを抱いていると精神が不安定になり、ホルモンの分泌が盛んになります。すると、相手と一緒にいるときのドキドキ感や愛おしさがさらに膨れ上がり、より気持ちが強くなっていくというプロセスがあるからなのです。

さらに、ホルモンの分泌によって心臓がドキドキすると、女性ホルモンを刺激し、肌がつやつやになり、目には潤いを与える効果があります。このことから「恋をするとキレイになる」という言葉も科学的に証明されるのです。

タバコや麻薬がやめられない理由は？

身体的依存と習慣的依存が原因

煙草にはニコチンが含まれています。ニコチンは大脳に作用し、目を覚ましたり落ち着きをもたらします。逆にニコチンが消失すると、集中力の低下やイライラ、怒りなど感じるようになります。これが「身体的依存」です。次に「習慣的依存」があり、起きて一服、食後の一服など、煙草を吸うことが習慣として生活に組み込まれます。このような習慣が、長い間タバコを吸い続けるとやめたくてもやめられなくなる原因となります。

麻薬などの薬物依存症は、薬物が脳にもたらす快感が癖になりやめられなくなる場合と、薬物が神経細胞に作用し機能的に変質させることで、薬物がないと正常な状態を保てなくなる場合があります。

タバコ依存症

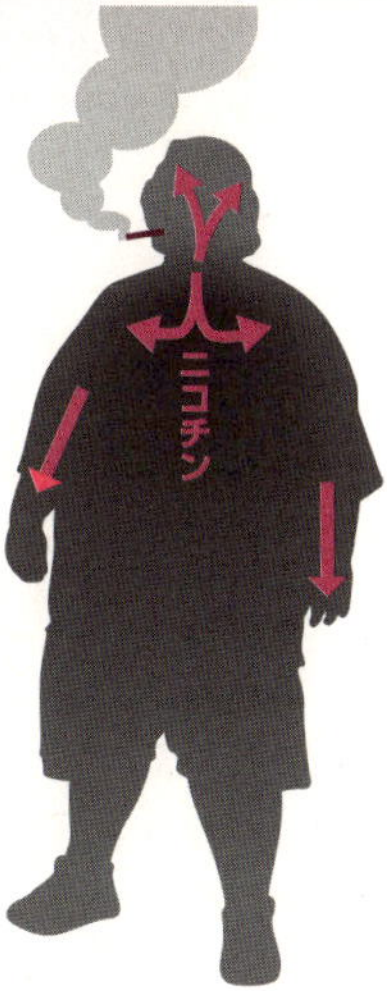

ニコチンが体に
もたらす作用

落ち着く
集中できる
目が覚める

タバコをやめるとこれらの効果が得られなくなると感じることから依存に陥りやすくなります。

麻薬依存症

麻薬で神経回路が活性化し、少しの刺激でも快感を感じるようになり、依存につながります。

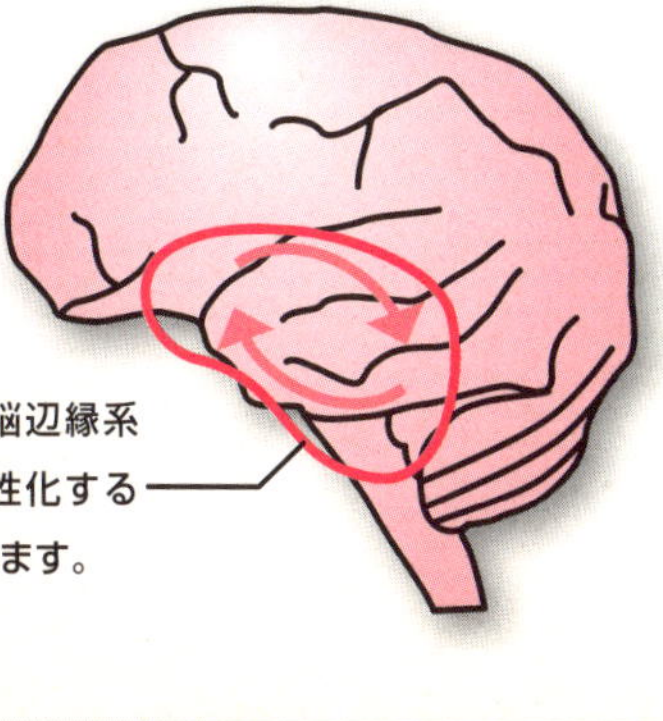

薬物を使うと中脳辺縁系の神経回路が活性化することがわかっています。

温泉で病気が治るのはどういうこと？

温泉に浸かるより飲むことでさらに効果アップ！

　ただお湯に浸かるだけの温泉治療で病気が治るのは不思議に思えますが、科学的な根拠はいくつかあり、迷信や民間療法のたぐいではありません。
　まずプールと同じように温泉に入ることで適度な運動効果が得られます。浮力のある水中では、陸上での運動が困難な高齢者でも体が動かしやすく、水圧により呼吸器官や心肺機能の活性化がみられます。また、入浴は副交感神経に働きかけるリラックス作用や、湯の温度によって全身の血行促進にも効果があります。これらは通常の入浴でも健康効果が期待できます。しかし、温泉にしかない化学的作用もあり、これを「効能」といいます。主だった泉質を解説すると二酸化炭

温泉の主な泉質・効能一覧

単純泉	一般的な日本の温泉。成分は少ないがクセがなく入りやすいのが特徴。
炭酸水素泉	美人の湯といわれるように、肌をきれいに保つ効果や、皮膚の炎症を抑える効果など。
硫酸塩泉	マグネシウム、カルシウム、ナトリウム、アルミニウムなどを含み、高血圧・動脈硬化に効く。
ナトリウム塩化物泉	お湯は塩辛く、入ると体の熱を保つ効果があり、関節痛などに効く。
放射能泉	ラドン・ラジウム泉といわれ、痛風や糖尿病、神経痛に効くとされている。
硫黄泉	硫化炭素ガスの独特な臭いが特徴。効能も幅広く、血圧低下に効くといわれている。

素泉は、毛細血管を広げて血圧を下げる効果があるといわれています。酸性泉は殺菌効果が高く皮膚病に効き、美人の湯といわれるような炭酸水素塩泉は、皮膚の角質をやわらかくし、余分な成分を洗い落とすことでしっとりさせる効果があります。温泉の成分は、入浴だけでなく飲用やガスの吸引も効果があり、直接温泉の成分を体内に取り込める飲用は入浴以上に効果が期待できます。ただし温泉の飲用は、飲用の許可のあることを確認し、病状に合わせて正しく行われることが必須なので注意が必要です。

第一章 脳・神経系のナゾ

酔って記憶がなくても家に帰れるのはなぜ?

泥酔すると意識はあるが記憶をしない

アルコールを大量に摂取して、記憶がなくなるとはどういうことでしょうか?

まずはそこから理解していきましょう。泥酔《でいすい》状態になると、脳の記憶中枢が働かなくなり、記憶が残されにくくなります。

つまりあったはずの「自宅まで帰り着いた記憶」がなくなったのではなく、そもそも記憶されていないのです。しかし、完全に脳がシャットアウトされたのではないため、断片的な記憶は残されていることがあります。

記憶がないのに自宅に帰り着いているメカニズムには、もう1つのポイントがあります。意識が混濁した中で自宅に帰り着いた人は、すぐに眠りに落ちてしまうのではないでしょうか。すると、おぼ

泥酔期の状態

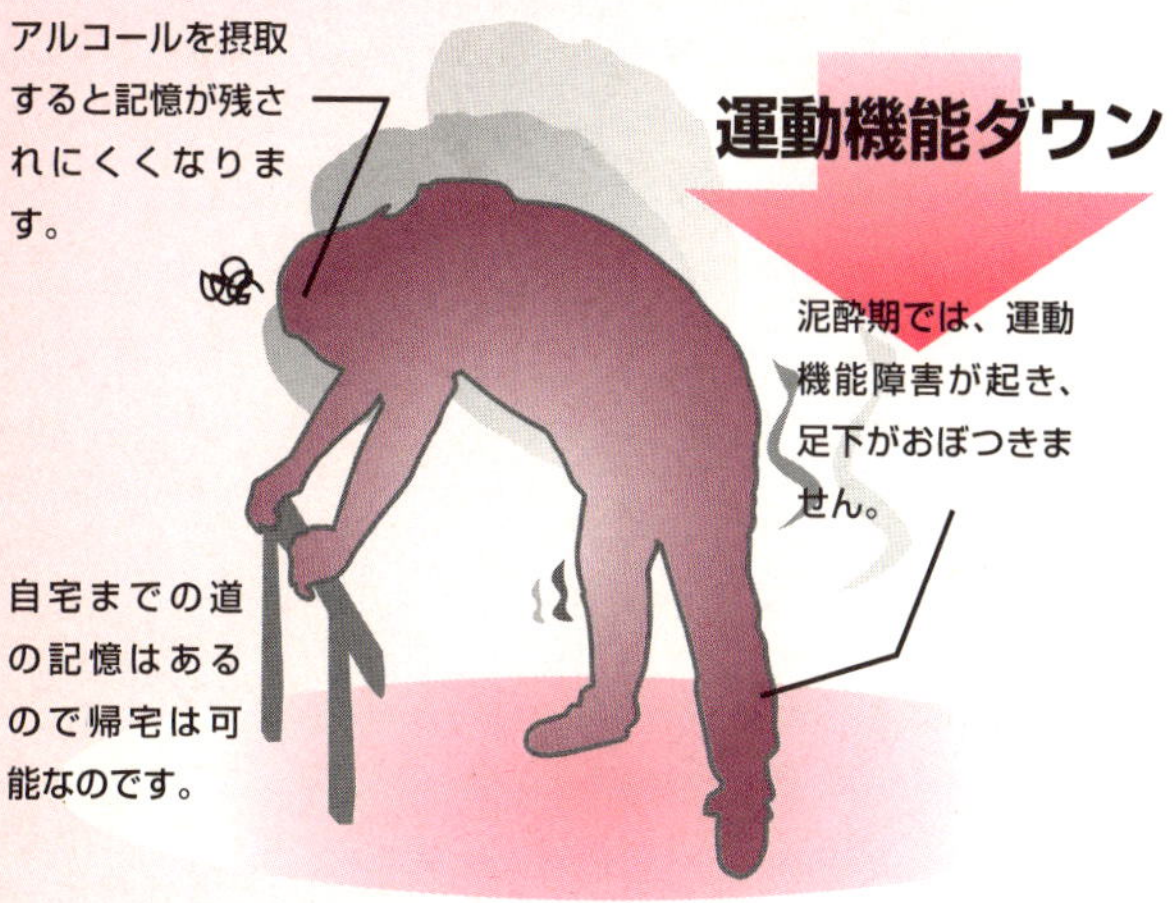
アルコールを摂取すると記憶が残されにくくなります。
運動機能ダウン
泥酔期では、運動機能障害が起き、足下がおぼつきません。
自宅までの道の記憶はあるので帰宅は可能なのです。

ろげな帰宅の記憶がその時点であったとしても、睡眠によって抜け落ちてしまうことが考えられます。

さらにこの疑問のポイントは、記憶はないが、意識を失っている訳ではないという点にもあります。泥酔期では中枢神経系が抑制されるので、錯乱《さくらん》や運動機能障害、記憶力の低下はありますが、意識は残されています。この状態では、多少困難でも移動は可能です。これらが「記憶がなくとも帰宅している」理由と考えられます。

第一章　脳・神経系のナゾ

人はどうして夢を見るのか？

夢には外部からの知覚も反映される

人間は寝ているときに夢を見ます。夢を見るメカニズムは明確に証明されていませんが、浅い眠りに陥るレム睡眠中にも、深い眠りであるノンレム睡眠中にも見ることがわかっています。人間が夢を見る理由についても明確な答えは出ていませんが、「無意味な情報を捨て去る際に知覚される現象」「必要な情報を忘れないようにする活動の際に知覚される現象」の2つが有力な説とされています。

そんな夢ですが、寝ているとき外部からの知覚が夢の内容に大きく影響することがわかっています。実際に、寝ている人の顔に短時間ハンカチを被せたところ、夢の中で顔に何らかのものが押し付けられたという事例。また、尿意が夢に反

なぜ夢を見るのか？

レム睡眠

夢は睡眠の中でも、比較的眠りの浅いレム睡眠のときによく見ます。レム睡眠時は体が休んでいても、脳は覚醒状態に近く目覚めやすい眠りといえます。

大脳皮質

大脳皮質は海馬が再生する映像の中から必要な物だけをより分け、大脳に記憶して定着させます。

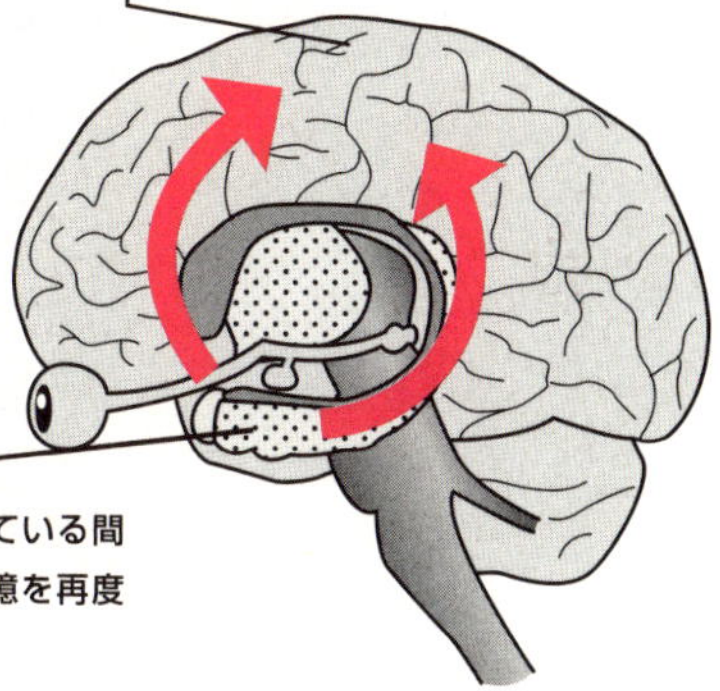

海馬《かいば》の働き

海馬は人が眠っている間に、体験した記憶を再度映像化します。

映されることは有名で、トイレを探している夢を見て目が覚めたら、膀胱《ぼうこう》がパンパンだったという事例は数多く寄せられているのです。それ以外にも、聴覚、触覚、味覚、臭覚なども、夢に何らかの刺激を与えるという結果が出ています。ただ、触覚のひとつである「痛覚」だけは、感じないとされています。

　ちなみに、人間は毎日夢を見るとされており、「今日は見なかった」と思う日は覚えていないだけなのです。基本的には、レム睡眠中に目を覚ますと夢の内容を覚えていることが多いようです。

脳死の判定基準とは?

世界各国で判定基準は異なる

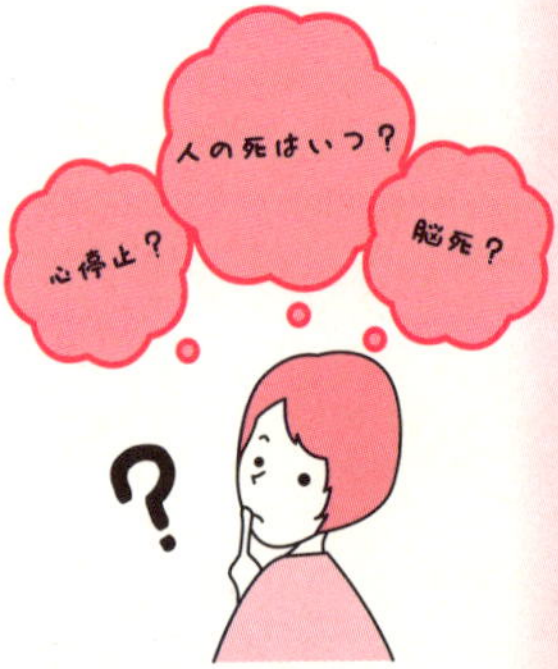

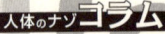

元来、人間の死は心停止とされていました。しかし、医学の進歩によって臓器移植が可能となり「脳死」という新しい死の基準を定義付ける必要性がでてきました。

日本脳神経外科学会による脳死判定の条件は以下のようになっています。まず、脳死判定の経験がある２名以上の医師で行うことが前提となっていて、**①深昏睡であること。②瞳孔固定が両側 4㎜以上であること。③脳幹反射の消失。④平坦脳波。⑤自発呼吸の消失**。この判定を２回行い、判定基準を満たしていた場合は、判定が終了した時刻が死亡時刻となります。

ただ、脳死の判定が下されたからといっても、心臓は動いており身体も温かいのです。それを死と判定することについては、今でもさまざまな議論が交わされています。

―第二章―

筋肉・骨格系のナゾ

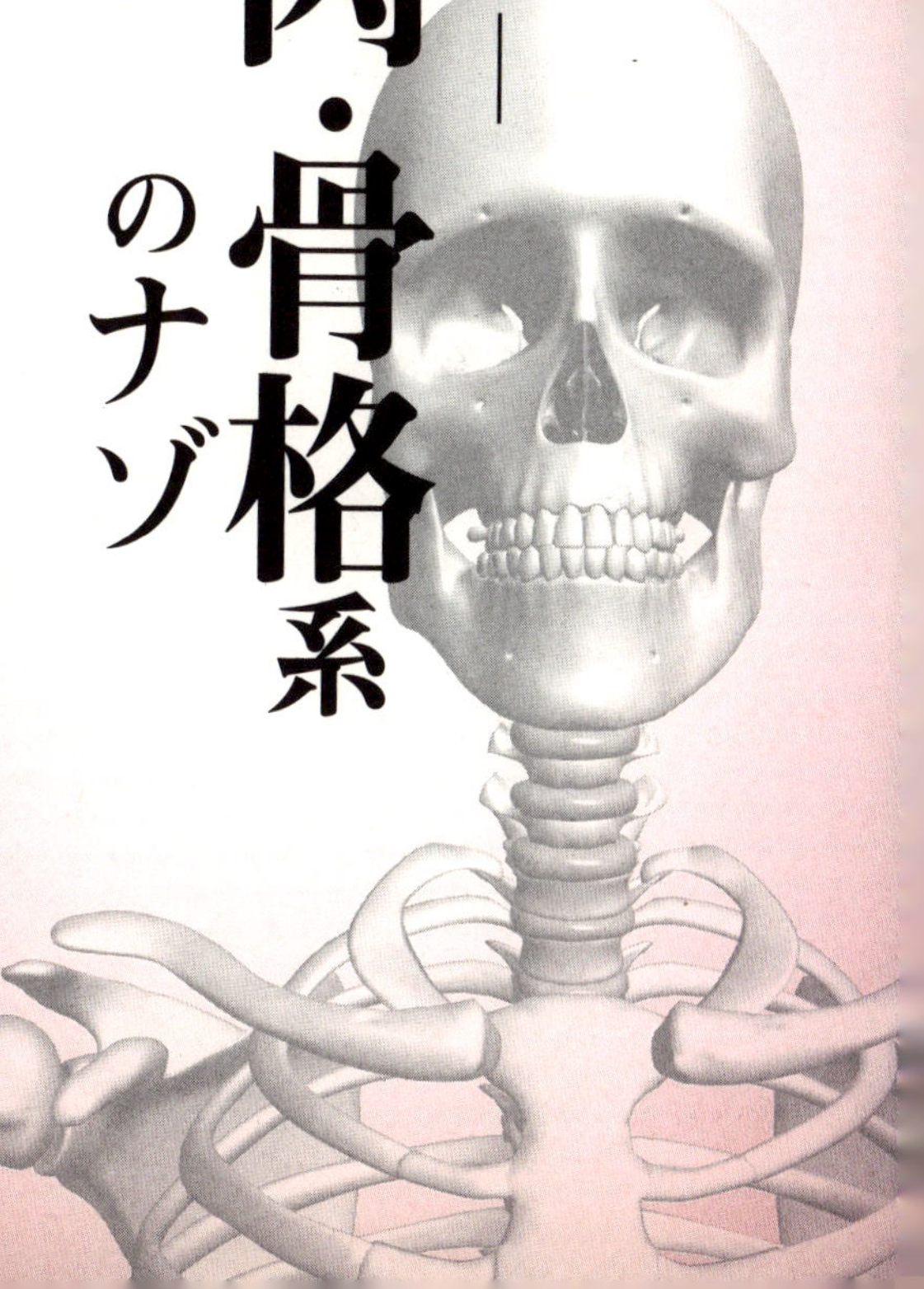

第二章　筋肉・骨格系のナゾ

「親知らず」は何のためにあるのか？

顎《あご》が小さくなった現代人には無用の長物

急に痛み出しては歯茎《はぐき》の炎症や虫歯の発症、歯並びの悪化など、様々なトラブルを招くものとして知られる親知らず。これが何のためにあるのかというと、とくにこれといった役目はありません。

人間の歯は成長するにしたがい、乳歯《にゅうし》から永久歯に生え変わります。親知らずとは一般的に10代後半～20代のうちに生えてくる最後の永久歯で、前歯から順に数えて8番目、一番奥に位置する歯のことをいいます。第3大臼歯《だいきゅうし》、知恵歯《ちえば》、智歯《ちし》・知歯とも呼ばれています。親知らずは上下左右4本あるとされていますが、形や萌出時期《ほうしゅつ》が不揃いで、萌出できずに骨の中に埋まっている人が大多数です。

太古の昔、人類が火を使い、硬いもの

親知らずとは？

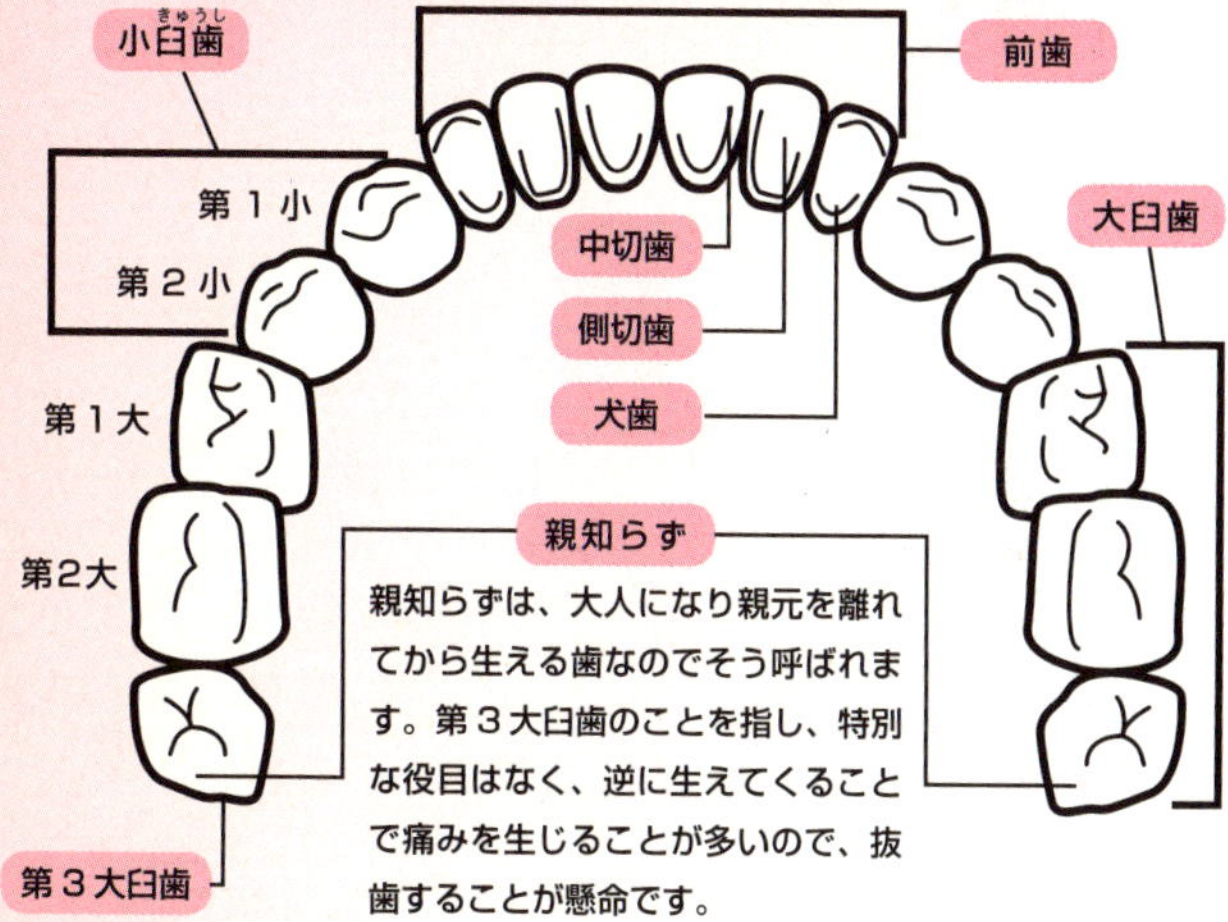
小臼歯《きゅうし》
前歯
第１小
第２小
中切歯
側切歯
犬歯
大臼歯
第１大
第2大
親知らず
第３大臼歯

親知らずは、大人になり親元を離れてから生える歯なのでそう呼ばれます。第３大臼歯のことを指し、特別な役目はなく、逆に生えてくることで痛みを生じることが多いので、抜歯することが懸命です。

より軟らかいものを食べるようになると、歯は退化して数も減少し、顎《あご》骨も薄く小さくなっていきました。そのため、最後に生えてくる親知らずの順番が来たときは、もう出る場所がありません。スペースのないところに無理やり生えてくるために、圧迫による痛みや虫歯などの炎症を誘発することになるのです。

親知らずは約7割の人しか生えてこないといわれていますが、役に立つことより害になることのほうが多い歯なので、早い時期に抜歯することが望ましいとされています。

第二章　筋肉・骨格系のナゾ

どうして「ぎっくり腰」になるの？

筋肉の無理な収縮によって起きる

何らかの衝撃や急な動きによって、突然腰に激痛が走る「ぎっくり腰」。予期せず強烈な痛みに襲われるため、欧米では〝魔女の一撃〟とも呼ばれています。重い物を持ち上げようとしたときや身体をひねったときなどによく起こるといわれますが、どうしてこのような痛みが生じてしまうのでしょう？

ぎっくり腰というのは基本的に筋肉や関節の痛みで、医学的には「急性腰痛症」とされています。

筋肉はゴムのように伸び縮みするのが健康な状態ですが、運動不足、肉体疲労、肥満体質などから知らず知らずに腰の骨、関節、筋肉が疲労して血行が悪くなると、筋肉が張ったまま固くなり、緊張状態が

ぎっくり腰になるしくみ

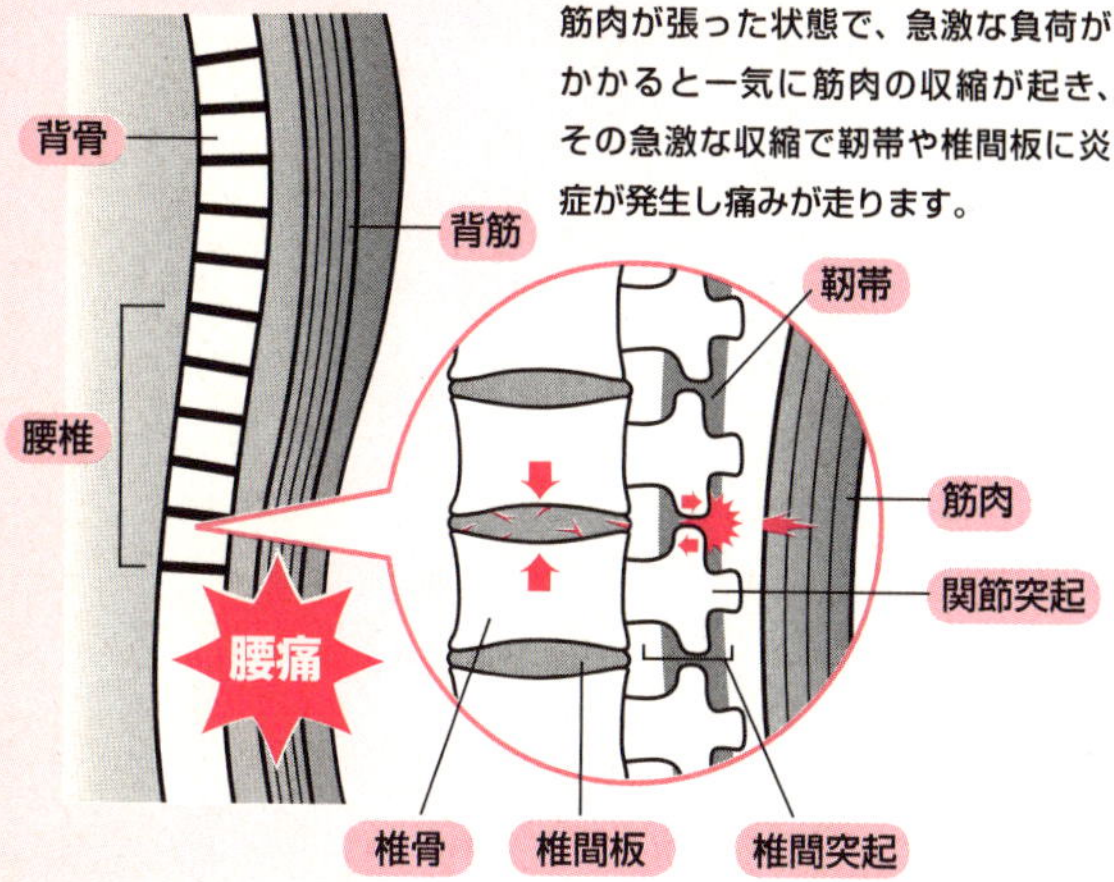

筋肉が張った状態で、急激な負荷がかかると一気に筋肉の収縮が起き、その急激な収縮で靭帯や椎間板に炎症が発生し痛みが走ります。

続きます。この状態で無理な運動をすると、その負荷をきっかけに一気に筋肉が縮まることがあります。その急激な収縮に周りの筋肉、靭帯《じんたい》、椎間板《ついかんばん》などが耐えられなくなって炎症と激痛を生むのです。

ただし、ぎっくり腰は老化や生活習慣など、いくつかの要因が複合的に重なって起きていることが多く、原因は一概ではありません。しかし、いずれにせよ、ぎっくり腰を引き起こすのは筋繊維なので、普段から筋肉の緊張をほぐしておくことが予防につながるでしょう。

第二章　筋肉・骨格系のナゾ

関節がポキポキと鳴るしくみは？

骨と骨の間にある液体の反響音

ストレッチをしていたり、体勢を変えたりしたときに、関節が「ポキッ」と鳴る現象は、誰もが一度は経験したことがあるのではないでしょうか。また、『北斗の拳』のケンシロウのように、指が「ポキポキ」鳴る人もたくさんいると思います。では、この音はどのような原理で発生しているものなのでしょうか？

関節の音の正体については、現在もっとも有力だと考えられている説は、関節の中にある液体が移動するときに出る、気泡の破裂音であるという説です。

関節は関節包《ほう》という袋で覆われており、骨と骨の間にあるわずかな隙間は、関節液（潤滑油）によって満たされています。関節を急に引っ張ったり曲げたりするこ

関節の基本構造

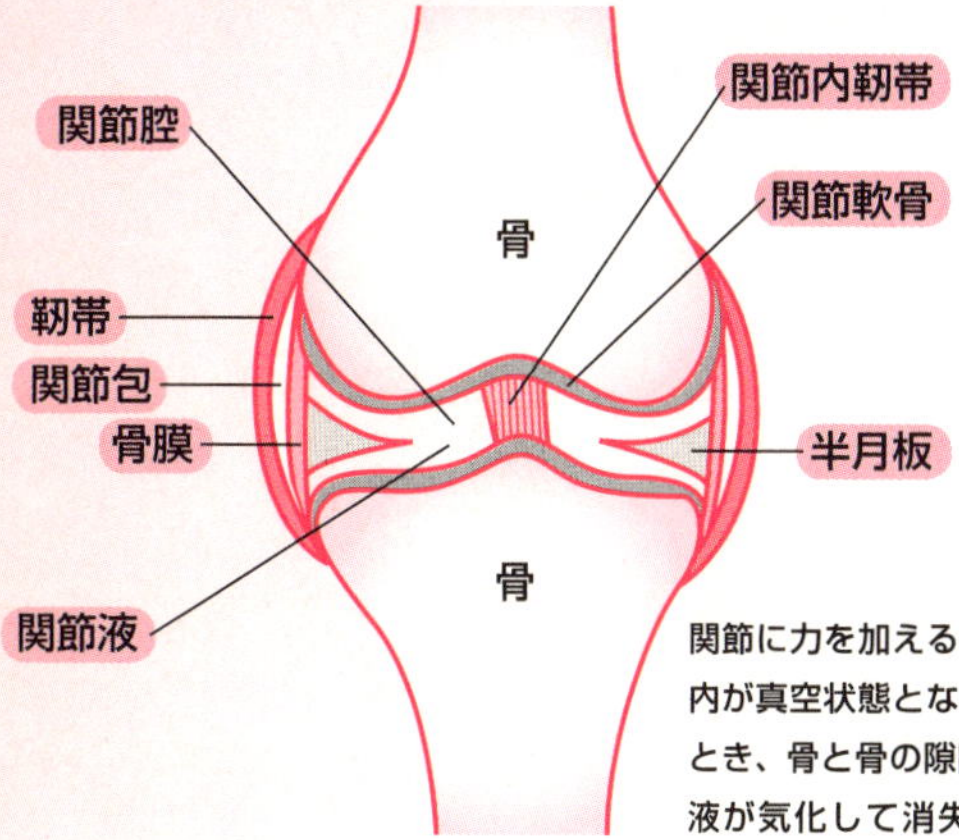

関節に力を加えることで、関節内が真空状態となります。このとき、骨と骨の隙間にある関節液が気化して消失し「ポキッ」という音が鳴るのです。

とで、関節内の気圧が下がり真空状態となり、このとき関節液が気化し、それがはじけて消失するときに音が発生します。この音が周囲の軟骨、骨、関節包、腱《けん》に反響してポキッという音となるのです。

関節を鳴らすのはよくないということを聞いたことがあると思いますが、事実、あまり好ましいことではありません。関節が鳴るということは、無理な圧力がかかっているということです。繰り返し関節を鳴らし続けると、関節に障害が発生する可能性があるのです。

第二章　筋肉・骨格系のナゾ

筋肉が勝手にピクピク動く現象って？

運動不足や筋肉疲労が原因の痙攣《けいれん》

何もしていないのに、筋肉がピクピクと動くという経験をしたことはありませんか？　意図的に動かしているものではないので、非常に気持ちの悪い現象です。では、この現象はどうして起こるのでしょうか。

健康であるにも関わらず、一時的に筋肉がピクピクする現象は、局所性痙攣《きょくしょせいけいれん》の可能性があります。局所性痙攣とは、顔や手足など部分的に起こるもので、下痢や嘔吐《おうと》など血中の電解質（ナトリウム・カリウムなどのイオン）が低下しているときや運動をした後、また運動不足や局部的な筋肉の疲労があるときに発生します。足などに起こる「こむら返り」なども、強烈な局所性痙攣のひとつなのです。

筋肉の一時的な麻痺が原因

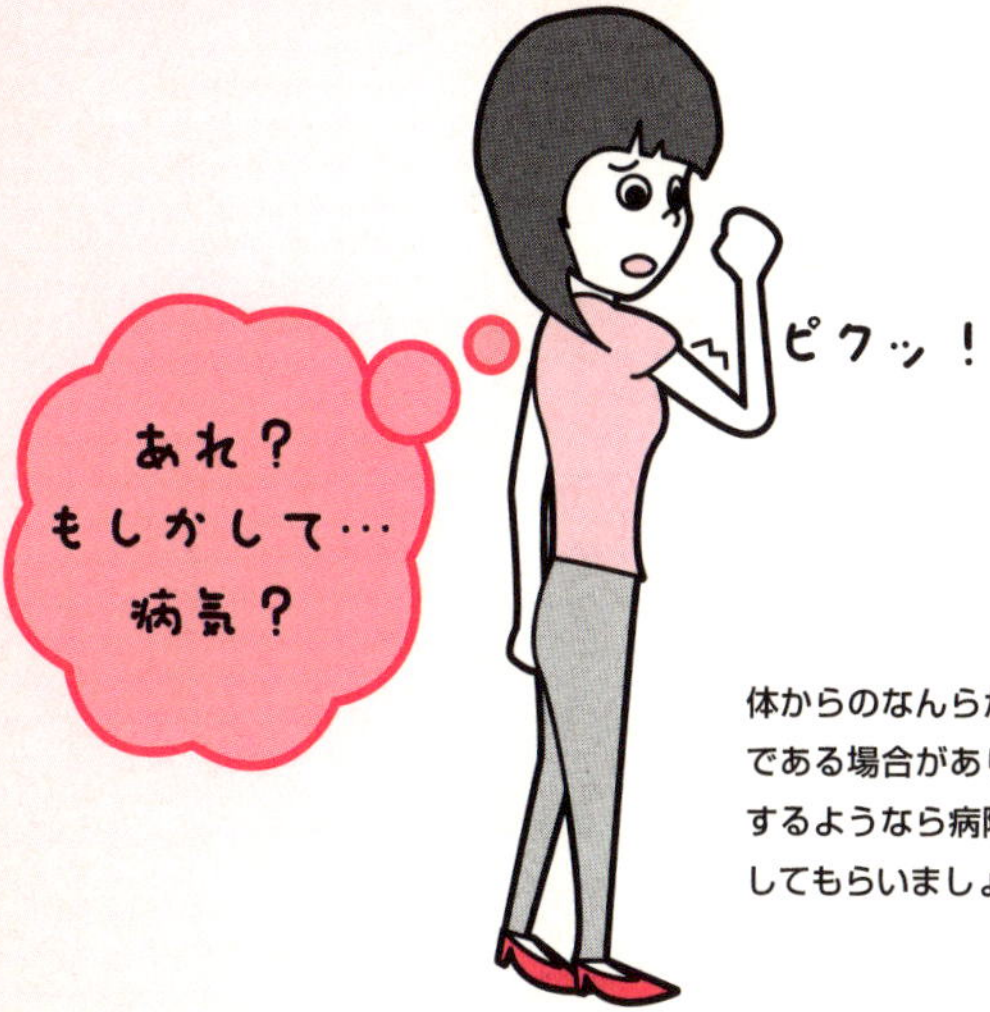

体からのなんらかの信号である場合があり、継続するようなら病院で検査してもらいましょう。

局所性痙攣の予防は、身体を冷やさないように心がけ、お風呂に入るなどしてリラックスすることが大切です。また、一度、局所性痙攣が起きたからといって、あまり心配しないことも重要です。心配をし過ぎて、心理的に不安定な状態になると、自律神経やホルモンのバランスを崩しかねません。

ただ、局所的ではなく、全身の筋肉がピクピクするような症状が出た場合は、ALS（筋萎縮《きんいしゅく》性《せい》側索《そくさく》硬化症《こうかしょう》）という難病の初期症状にも当てはまるので、病院で診てもらうようにしましょう。

第二章　筋肉・骨格系のナゾ

あくびをするとなぜ涙が出るのか？

顔の筋肉がたまった涙を押し出している

あくびとは、眠いときに反射的に起こる呼吸動作のことをいいます。他にも、過度に疲れているときや退屈なとき、極度の緊張状態であってもあくびが出やすいとされています。では、あくびをするとなぜ涙が出てくるのでしょうか？

涙は上まぶたの外側にある涙腺で作られています。ほとんどの人が気づいていないと思いますが、涙は常に目の表面を少しずつ流れており、ゴミやほこりを洗い流してくれています。

流れ出た涙は目頭付近《ふきん》にある涙嚢《るいのう》と呼ばれる袋にたまります。このとき、あくびをすると、顔の筋肉が大きく動き、涙嚢を押さえつける力が生じます。そうなることで、涙嚢にたまっていた涙が溢れ

あくびで涙が出るしくみ

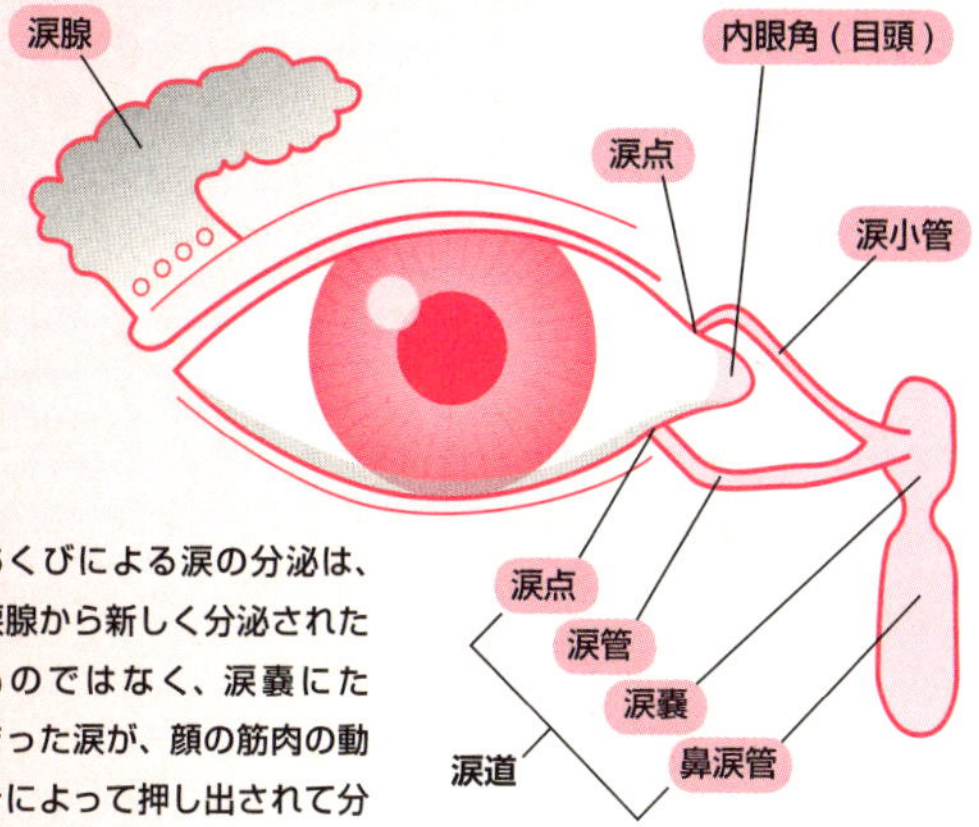

あくびによる涙の分泌は、涙腺から新しく分泌されたものではなく、涙嚢にたまった涙が、顔の筋肉の動きによって押し出されて分泌されるのです。

て出てくるというしくみです。このため何度もあくびをして涙嚢が空になるとそれ以上涙は出なくなります。

現在、あくびが発生する原因や生物学的意義は、現時点では解明されておらず、いくつかの説があるにとどまっています。

これまでは、肺での酸素と二酸化炭素の交換を高める働きや顔面のストレッチ、内耳の圧力を外気と調整する、などの仮説が提案されてきました。しかし、最近の学説では、あくびは体温の調節や脳の温度を調節する働きがあるともいわれています。

第二章　筋肉・骨格系のナゾ

身長がまだ伸びるかはココでわかる！

レントゲン写真で骨端線《こったんせん》を見れば判断できる

まだ身長が伸びるかどうかを、レントゲン写真で判断できるというと、信じられない人がいるかもしれません。しかしこれは本当です。

腕や足の骨の両端に、骨端線《こったんせん》という部分があります。身長が伸びるときには、この骨端線が伸びていきます。レントゲンで骨の写真を撮影すると、子どもの骨端線は黒く写ります。これはまだ骨端線がやわらかい軟骨であることを示していて、軟骨のうちは身長が伸びる余地があります。しかし、20歳をすぎた辺りから、骨端線は固まり、レントゲン写真では白く写ります。このように骨端線が見えなくなると、身長はそこで伸びなくなるのです。

骨端線を見る

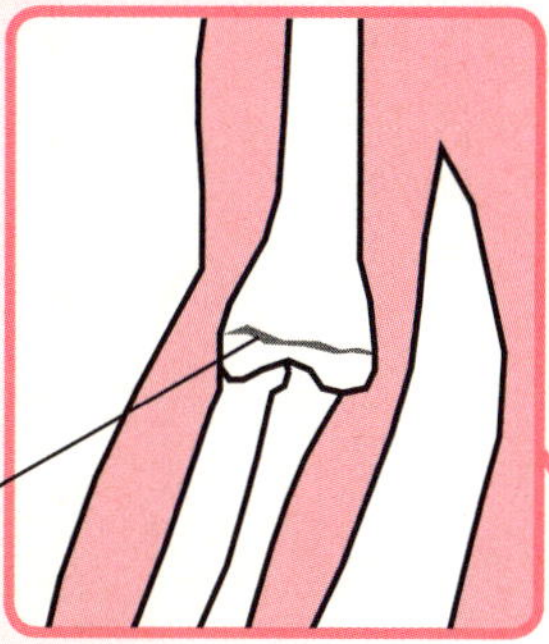

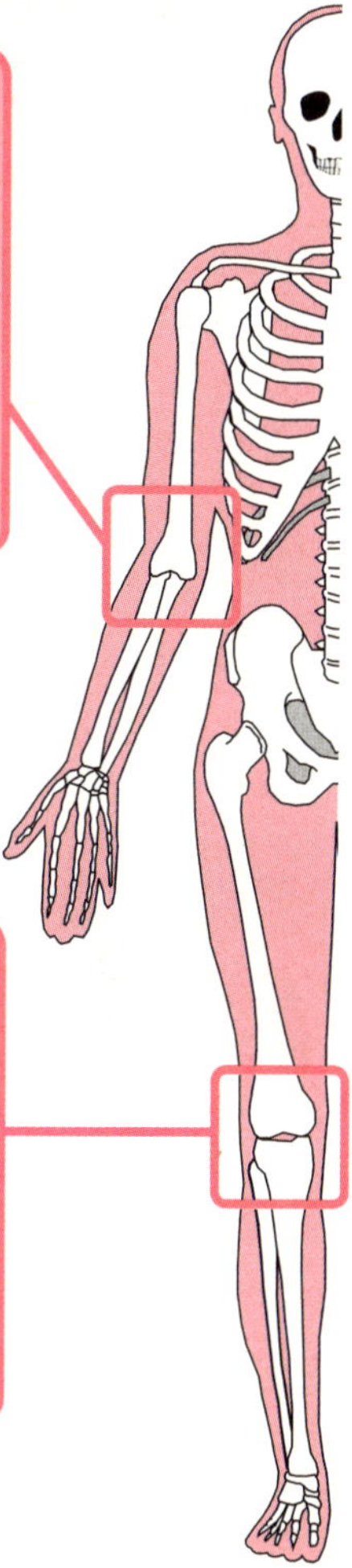

骨端線

手や足の関節付近をレントゲン写真で見ると、成長段階の人にはグレーの影が写ります。ここで骨が作られ身長が伸びるのです。

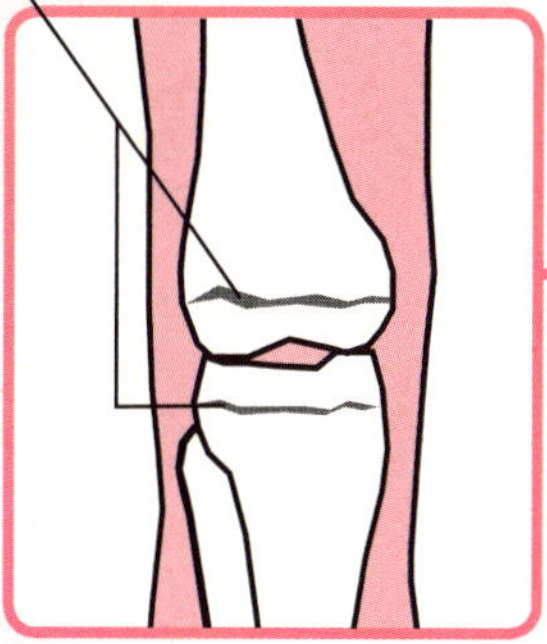

第二章　筋肉・骨格系のナゾ

「火事場の馬鹿力」って本当にあるの？

脳のリミッターが解除されたときに発揮される

人間が体を動かすには筋肉を使います。そして筋肉は筋繊維に神経を通して刺激が与えられ、収縮することによって動きます。

ふだん人が使用している筋力は60％程度だといわれています。残りの40％は余力として残され、通常の生活において使われることはありません。

それは100％の力を発揮した場合に体にかかる負担が大きくなってしまうため、必要最小限の60％の力しか出さないよう脳でコントロールされているのです。

しかし、窮地に陥ったときや危険が迫ってきているときなどはアドレナリンを分泌し、脳のリミッターも解除され、余力である40％の力が発揮できるようになる

ふだんは脳が制御している

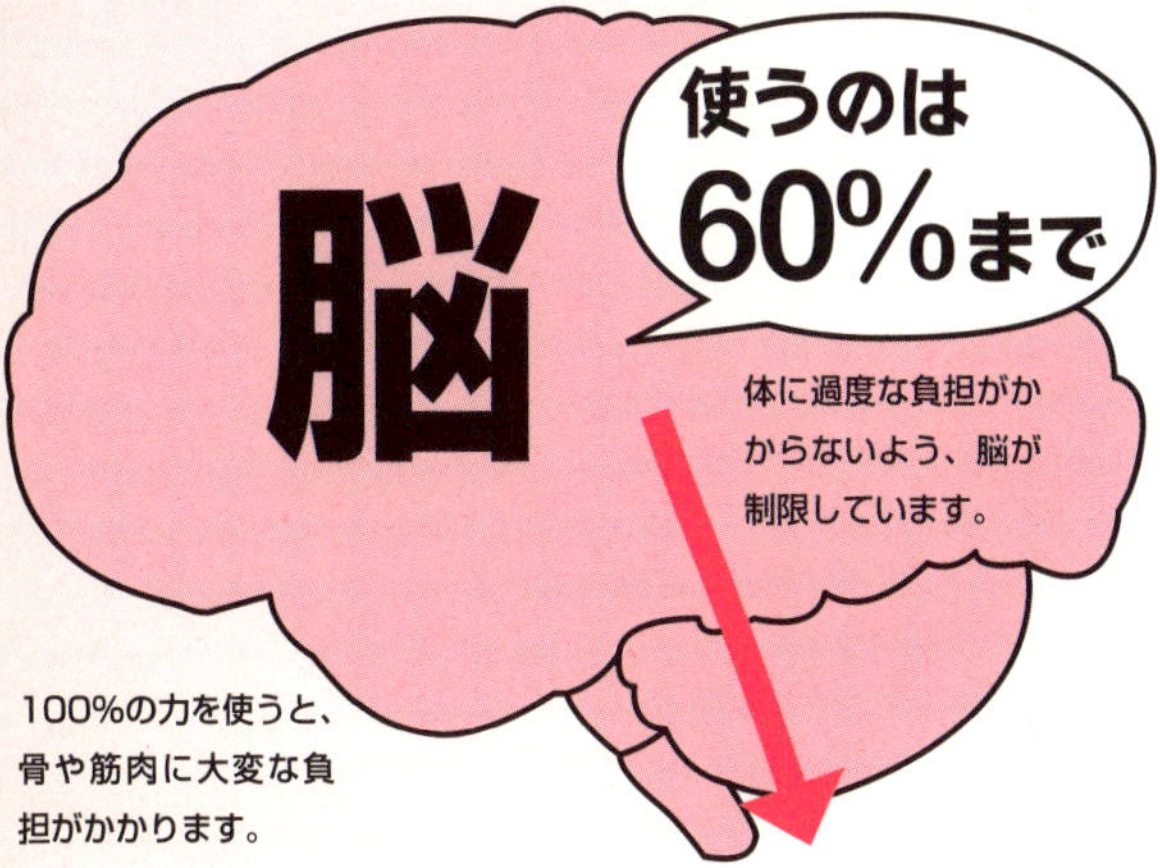
脳
使うのは
60%まで
体に過度な負担がかからないよう、脳が制限しています。
100%の力を使うと、骨や筋肉に大変な負担がかかります。

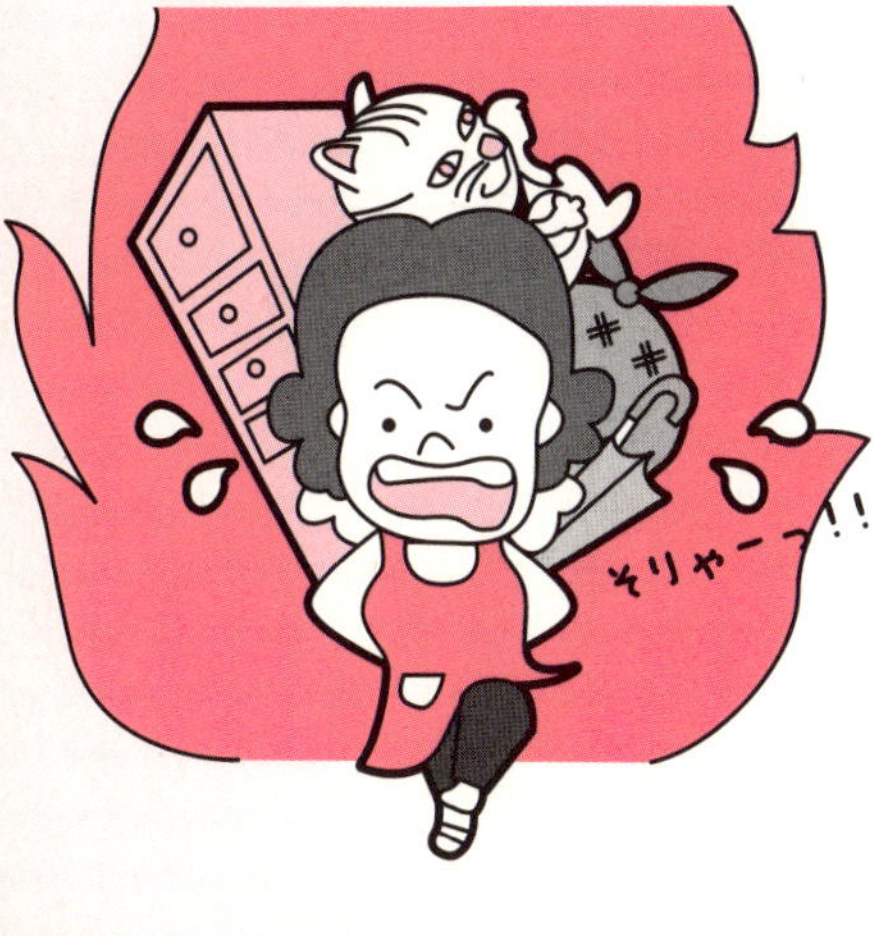
そりゃーっ!!

と考えられています。これが火事場の馬鹿力の正体とされています。

第二章　筋肉・骨格系のナゾ

お酒を飲んだ翌日、なぜ体がだるくなるの？

アルコールを分解するときに筋肉が破壊される

お酒を飲んだ翌日に、全身に筋肉痛のようなだるさを感じるのは「アルコール筋症《きんしょう》」という現象によるものです。

体内でアルコールが分解される際、大量のたんぱく質が使われます。このためテストステロンの分泌量が減少し、相対的にコルチゾルが増加してしまいます。テストステロンは筋肉を成長させるホルモンで、コルチゾルは筋肉を分解するホルモンです。コルチゾルが増加し筋肉が破壊されることで、筋肉痛と似たような痛みが起きるのです。また、アルコールの分解には水分も必要で、体内の水分が減少することによって、さらに筋肉痛が起きやすくなります。お酒を飲んだ後には水分を補給しておくといいでしょう。

コルチゾルが筋肉を壊す

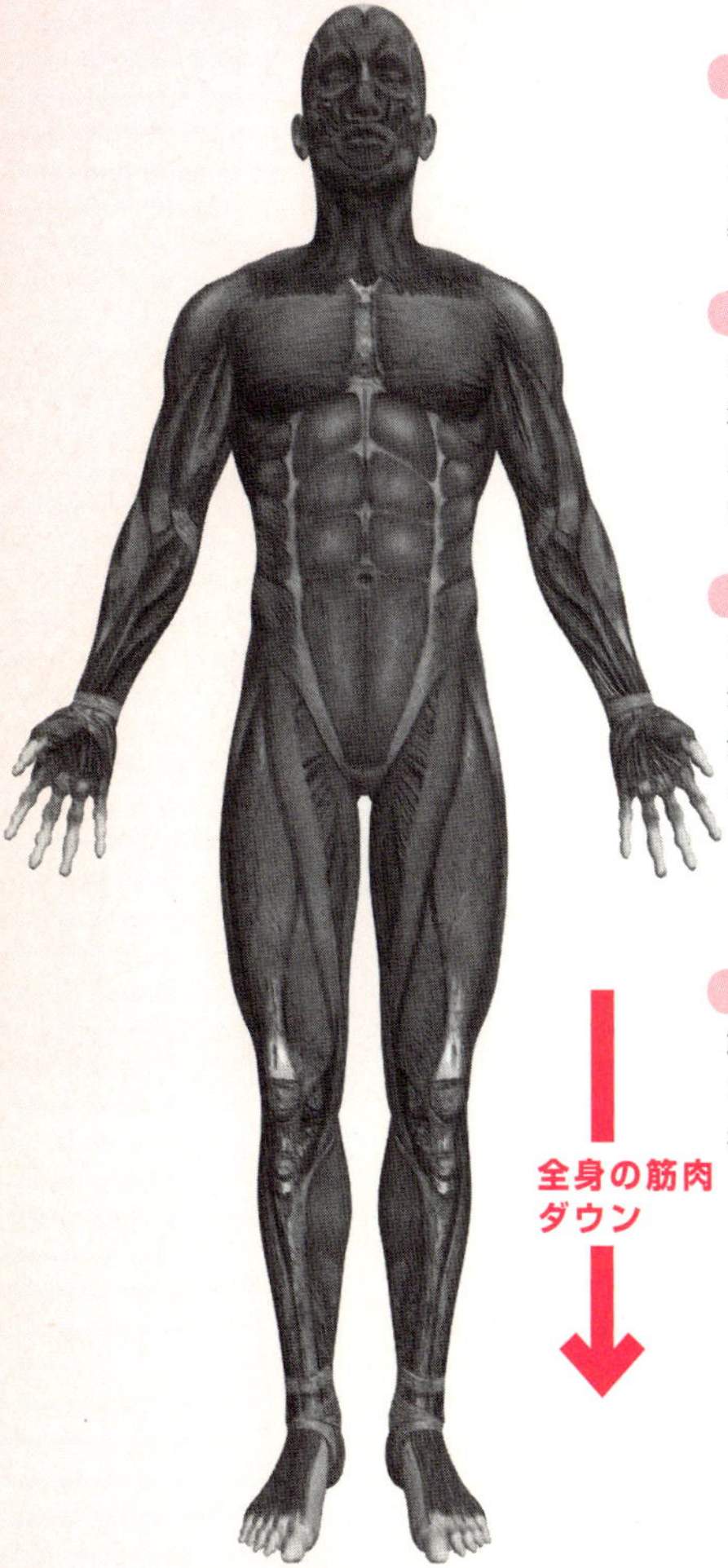

アルコールを分解

アルコールを分解するにはたんぱく質が必要となります。

▼

コルチゾルが増加

テストステロンの分泌量を減少させ、コルチゾルを増やします。

▼

たんぱく質を増やす

コルチゾルは筋肉を分解し、アルコール分解のためのたんぱく質を増やします。

▼

疲れを感じる

筋肉が破壊されるので、筋肉痛のような痛みを感じます。

全身の筋肉ダウン

「寝違え」はどうして起こる？

睡眠中の無理な姿勢による首の筋違い

寝ている間に無理な姿勢をとり、首の筋肉が伸ばされていると、首への血液の供給が滞ります。このとき外からの刺激を受けると筋肉が損傷し、目覚めたとき首に筋肉痛のような痛みを生じます。これを一般的に「寝違え」といいます。

寝違えが起こる原因はこの他にもあり、横向きで寝る場合に枕と肩の高さが合わない、慢性的な肩こりやリウマチが原因、さらに精神的なストレスが原因で寝違えを起こすことがあるといいます。

寝違えの症状は軽いものから重いものまであり、重いものになると長期間痛みが取れないこともある。

寝違えをしたときに、首や肩の筋肉を揉んだり、左右に動かしてみたりと、痛

頸椎《けいつい》のしくみを知ろう

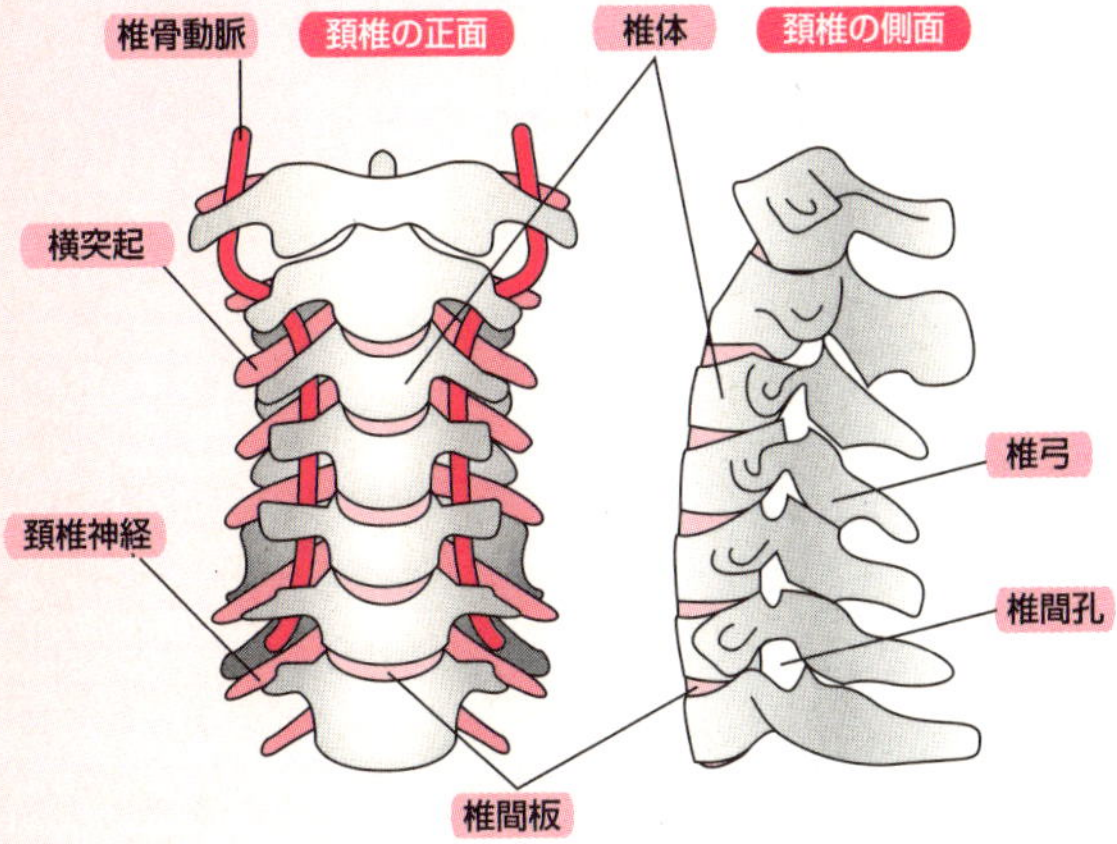

みを和らげようとしてしまいがちですが、寝違えは首が炎症を起している状態なので、決して患部を直接マッサージしたり、無理に首を回してはいけません。

最適な対処法は冷やすことです。基本的には1週間もすれば症状は治まりますが、悪化した場合は整形外科で診察してもらいましょう。なお、再発を恐れて睡眠をとらないのは逆効果。適度な睡眠をとることが大切なのです。

第二章　筋肉・骨格系のナゾ

鼓膜が破れても音は聞こえる？

骨伝導で直接聴覚神経に響かせることが可能

人間の耳は、空気を伝って鼓膜《こまく》を振動させ、聴覚神経に伝えることで音を聞き取っています。そのため、鼓膜が破れると音を聞き取ることができなくなります。鼓膜はおおよそ1週間～10日ほどで再生しますが、破損の程度によっては、手術が必要だったり、聞こえが悪くなるという場合もあります。ただ、骨伝導という方法を使えば、鼓膜が破れた状態でも音を聞き取ることができるのです。

骨伝導とは、音の振動が頭蓋骨の側頭骨を伝わり、直接聴覚神経に音が伝わるというものです。文字通り、骨を伝って音を聞き取る方法なので、鼓膜が破れた状態でも音が聞き取れるのです。

この骨伝導はすでに多くの商品に採用

骨伝導で音が聞こえるしくみ

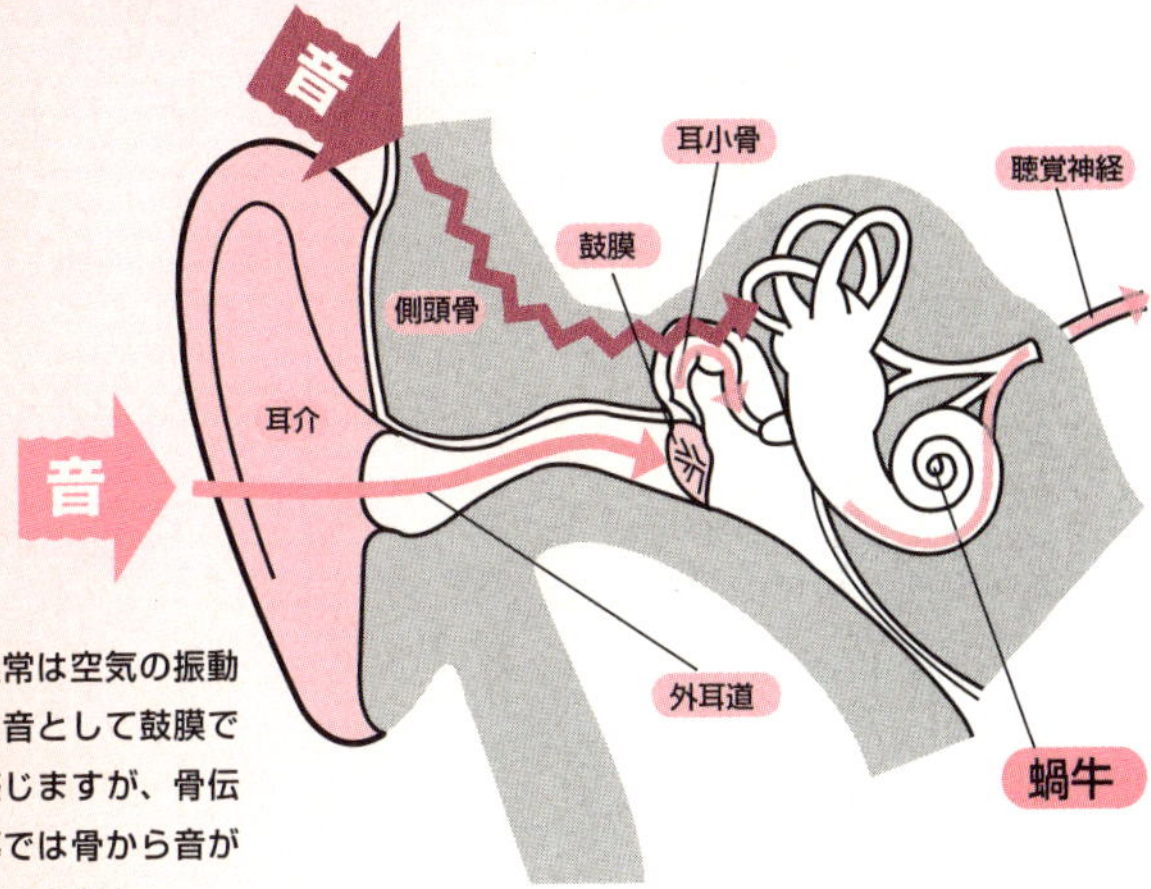

通常は空気の振動を音として鼓膜で感じますが、骨伝導では骨から音が伝わります。

されており、代表的なものでは補聴器やスピーカー、ヘッドフォンなどがあります。

骨伝導には大きな利点があり、野外などで騒音の激しい場所でも音を聞き取ることができたり、また骨伝導で音を聞きながら、耳から入ってくる音も聞くことができるのです。さらに、空気伝導よりも疲労の度合いや聴覚機能低下の可能性が少ないとされています。そのため、危険な状況で働く消防士や自衛官などの通信方法としても利用されています。

第二章　筋肉・骨格系のナゾ

人間の骨は全部で何個あるの？

成人の骨で206個、赤ちゃんが305個

人間の骨の数は全部で約206個あります。生まれたばかりの赤ちゃんの骨の数は全部で305個程度あり、大人になるにしたがってそれらの骨がまとまり、最終的に200〜206個程度に落ち着きます。実は、人間の骨の数には個人差があり、特に、背骨にあたる椎骨《ついこつ》は大人になったときのまとまり方が人によって異なるためこのように数に違いが生まれます。

また、頭蓋骨《とうがいこつ》も赤ちゃんのときは分割されていて、大人になると自然に1つにまとまりますが、これもまれに分かれたままの部分を持つ人もおり、他の人より骨の数が増えることになります。人の骨の数は約200と覚えるといいでしょう。

人体の骨格図

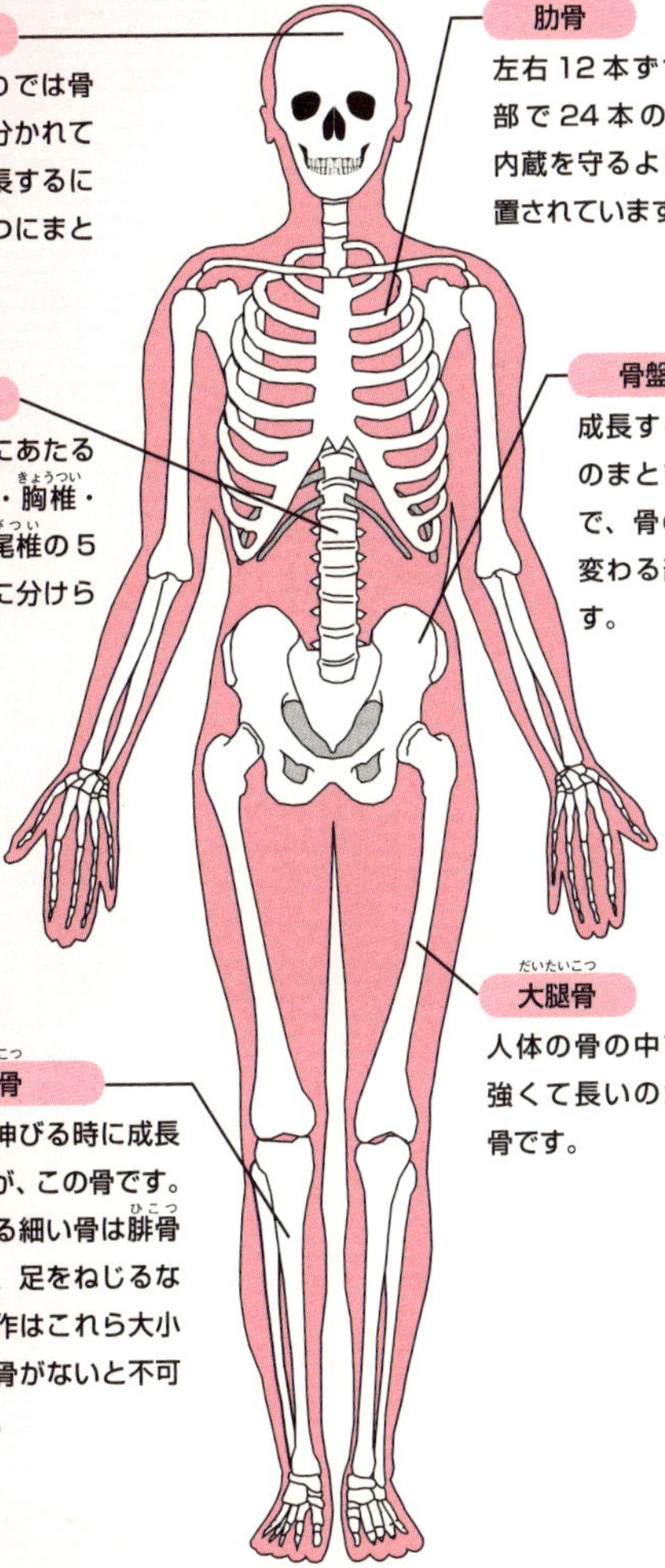

頭蓋骨《とうがいこつ》

生まれたばかりでは骨がいくつかに分かれていますが、成長するにしたがい、１つにまとまります。

肋骨《ろっこつ》

左右12本ずつ、全部で24本の骨が、内蔵を守るように配置されています。

椎骨《ついこつ》

いわゆる背骨にあたる部分で、頸椎《けいつい》・胸椎《きょうつい》・腰椎《ようつい》・仙椎《せんつい》・尾椎《びつい》の５つのまとまりに分けられます。

骨盤

成長するときのまとまり方で、骨の数が変わる部分です。

大腿骨《だいたいこつ》

人体の骨の中で一番強くて長いのがこの骨です。

脛骨《けいこつ》

身長が伸びる時に成長するのが、この骨です。脇にある細い骨は腓骨《ひこつ》といい、足をねじるなどの動作はこれら大小２本の骨がないと不可能です。

筋肉痛の遅れに年齢は関係ない？

普段から鍛えていれば筋肉痛に時間差はない

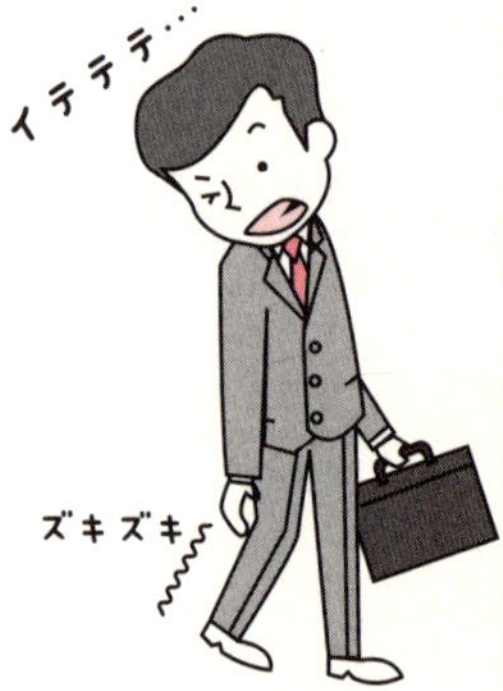

歳をとると筋肉痛が１日遅れて出るとよく聞きますが、実際には年齢が直接的な原因ではないという説が浮上しています。筋肉痛のメカニズムは実際のところ解明されていないのですが、負荷が大きければ激しい筋肉痛が短時間で出て、負荷が小さければ筋肉痛はゆっくりと出るといわれています。

つまり、歳をとると普段の運動量が減少していることが多く、本来は筋肉痛にならないほどの運動であっても、ゆっくりと筋肉痛が出るほどの小さい負荷がかかるために、翌々日以降に出るというわけです。要するに、筋肉痛の遅れは、年齢というよりも普段からどれだけ筋肉を使っているかということが原因になるのです。若い人でも、運動を怠っている人は、筋肉痛が遅れてやってくることが十分考えられます。

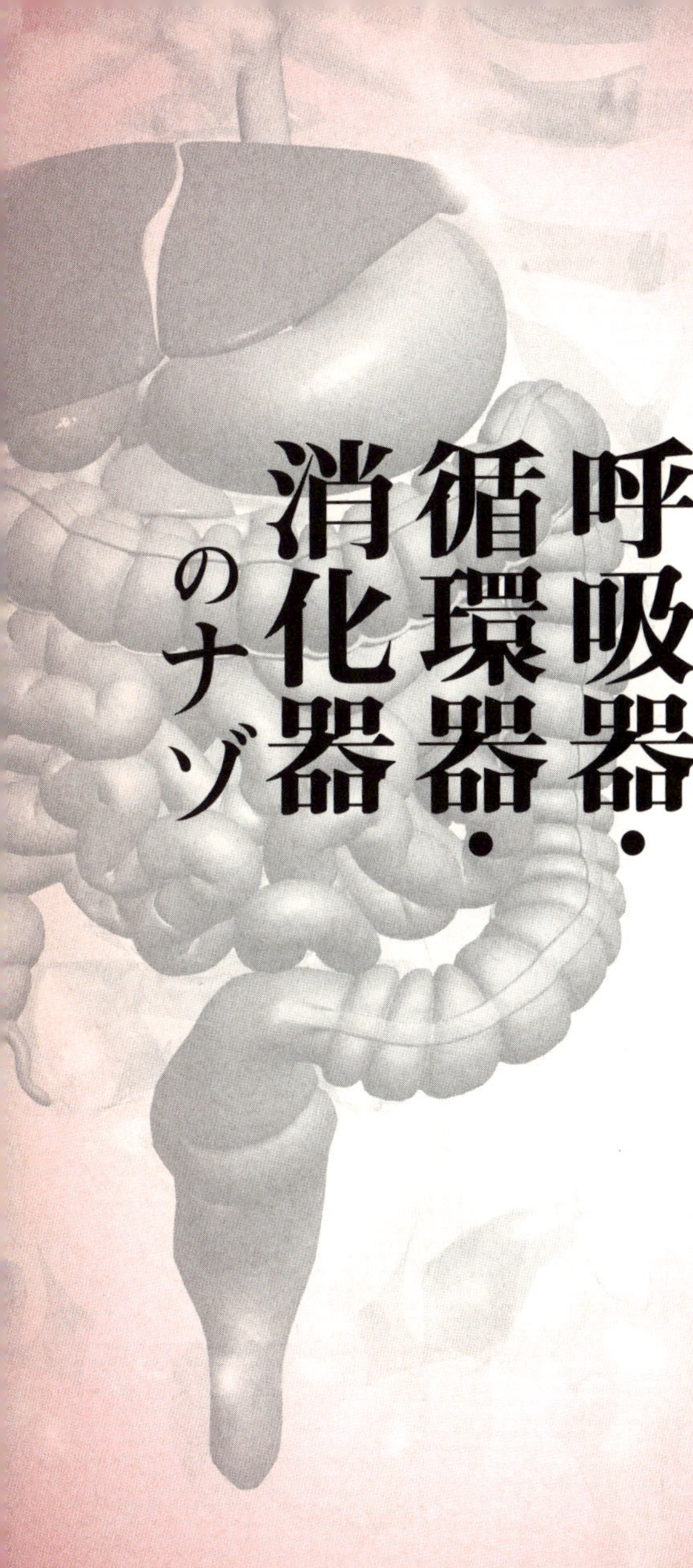

—第三章—

呼吸器・循環器・消化器のナゾ

第三章　呼吸器・循環器・消化器のナゾ

人間が登れる高さの限界は？

エベレスト登頂がほぼ限界に近い高さ

世界最高峰のエベレストの頂上は標高8848mあります。その高さでは気圧が地上の3分の1に減少し、計算上、無酸素状態となるため、人間は生きられないとされていました。しかし、数々の登山家が無酸素でその高さをクリアし、人間の限界がさらに上にあるということが証明されています。では、酸素ボンベを使ったとして、実際に人間はどれほどの高さまで登ることができるのでしょうか？　現在の理論では、エベレスト登頂は人間の限界にかなり近い位置まで達しているといえます。高度1万メートルを超えると、気圧は地上の7分の1～8分の1にまで低下します。もしこの高さで飛んでいる飛行機の窓が割れると、たと

人間の可能性は限界を超える？

もしも、10,000mの山があったら…

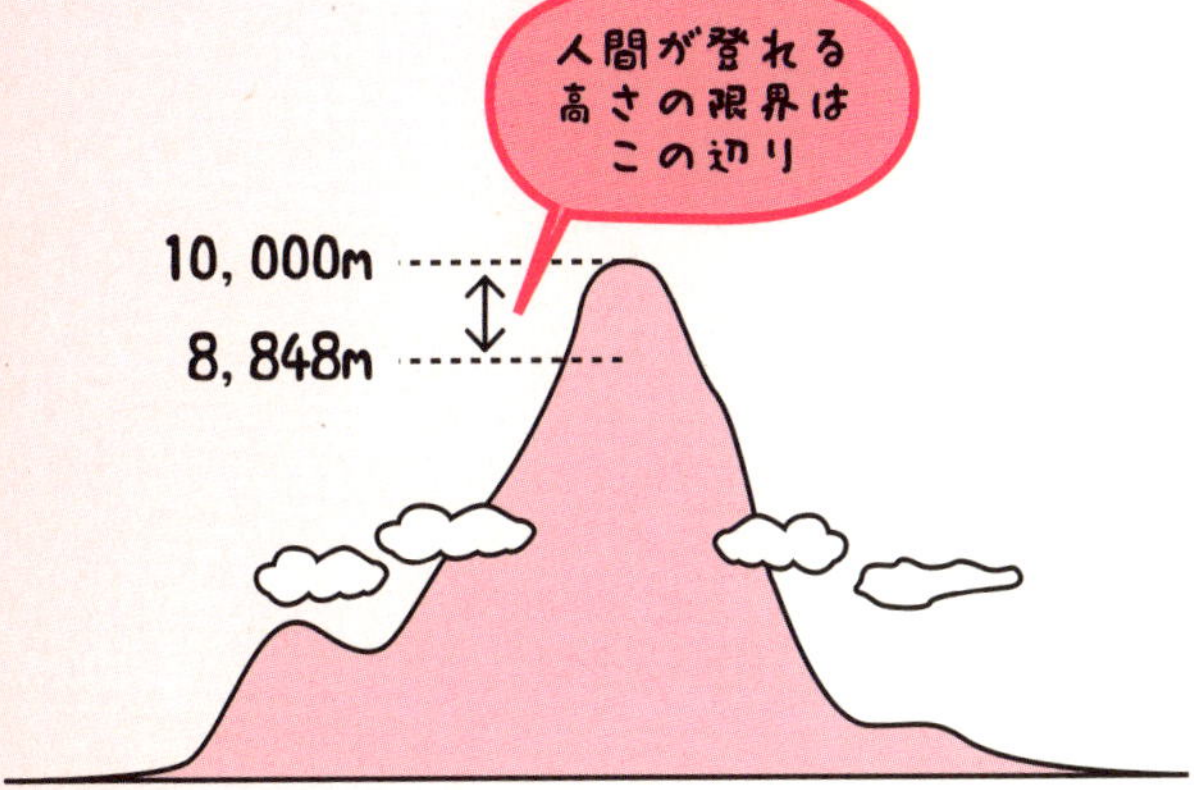

え酸素マスクをしていたとしても、動くこともできないといわれています。動こうとした場合、血中の酸素が一気に消費され、気絶してしまうのです。

もし1万メートルの山があったとしても、気絶してしまっては登ることはできません。正確な数字は出ていませんが、人間が酸素ボンベを付けて登れる限界は8848～1万メートルの間ということがいえます。人間の体は計り知れない可能性を秘めています。体が気圧に対応することができれば、さらなる高みまで登ることができるのかもしれません。

飲み過ぎるとなぜ「二日酔い」になるのか？

直接の原因はアルコールそのものではない？

つい酒を飲みすぎてしまうと、翌日は激しい頭痛に襲われたり吐き気がしたり、胸のむかつきがあったりと何ともいえない症状に襲われることがあります。お酒を飲む人なら経験したことがある人は多いと思いますが、なぜ人間は二日酔いになってしまうのでしょうか。

二日酔いとは、自分の代謝能力以上にアルコール飲料を摂取することで引き起こされる症状で、脳が麻痺した状態なのです。人間はアルコールを摂取すると、体内でアルコール脱水素酵素によってアセトアルデヒドに分解されます。さらにアセトアルデヒドは、アセトアルデヒド脱水素酵素により無害な酢酸へと分解され、最終的には水と二酸化炭素に分解さ

アルコールは肝臓で分解される

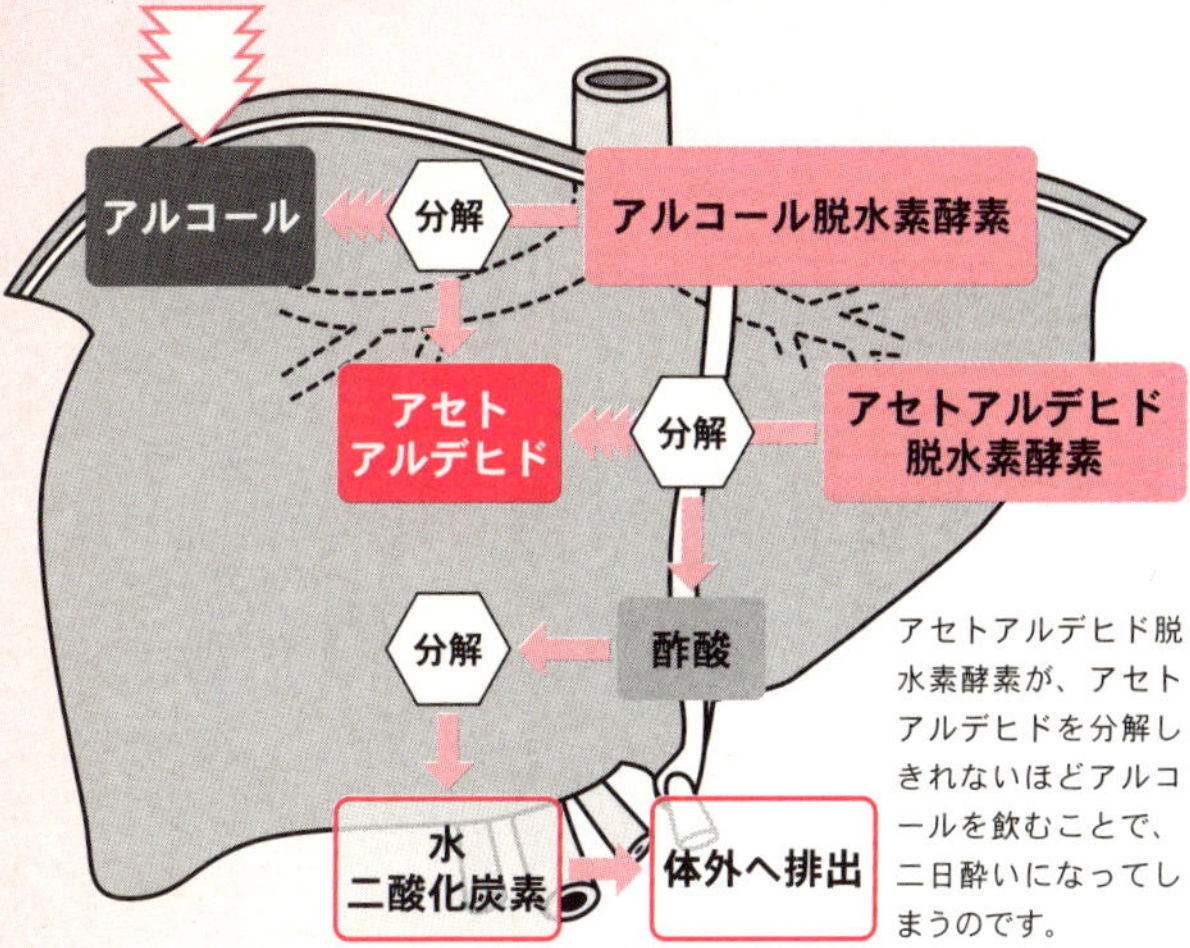

アセトアルデヒド脱水素酵素が、アセトアルデヒドを分解しきれないほどアルコールを飲むことで、二日酔いになってしまうのです。

れて体外へ排出されます。ただ、アセトアルデヒド脱水素酵素の代謝能力ではまかないきれないほどのアルコールを摂取すると、二日酔いになってしまいます。

二日酔いと聞くと、当然アルコールが引き起こしている症状と思われがちですが、実はアセトアルデヒドという物質は毒性が非常に強く、その毒性によって二日酔いが引き起こされていると考えられています。つまり二日酔いの直接的な原因はアルコールそのものではなく、その体内での中間代謝物質であるアセトアルデヒドにあったのです。

第三章　呼吸器・循環器・消化器のナゾ

悲しいとき・痛いときに涙が出る理由

涙は目の保護とストレス解消の役目

涙は、悲しいときや痛いときだけでなく、感情が高ぶったときや嬉しいとき、大笑いし過ぎたときなどにも流れることがあります。では、このようなとき、なぜ涙が流れるのでしょうか。

眼球の上の外側には涙を作る涙腺があります。涙腺には自律神経という神経がきており、脳とつながっています。この自律神経に脳から命令がくることで涙が出てくるのです。涙の分泌には、目の保護や栄養分と酸素の供給を行う「基礎分泌による涙」、ゴミなどから目を保護する「刺激による涙」、そして嬉しいときや悲しいときに出る「感情による涙」の3種類があります。この中でも、「感情による涙」の成分には違いがあります。

なぜ涙が出るの？

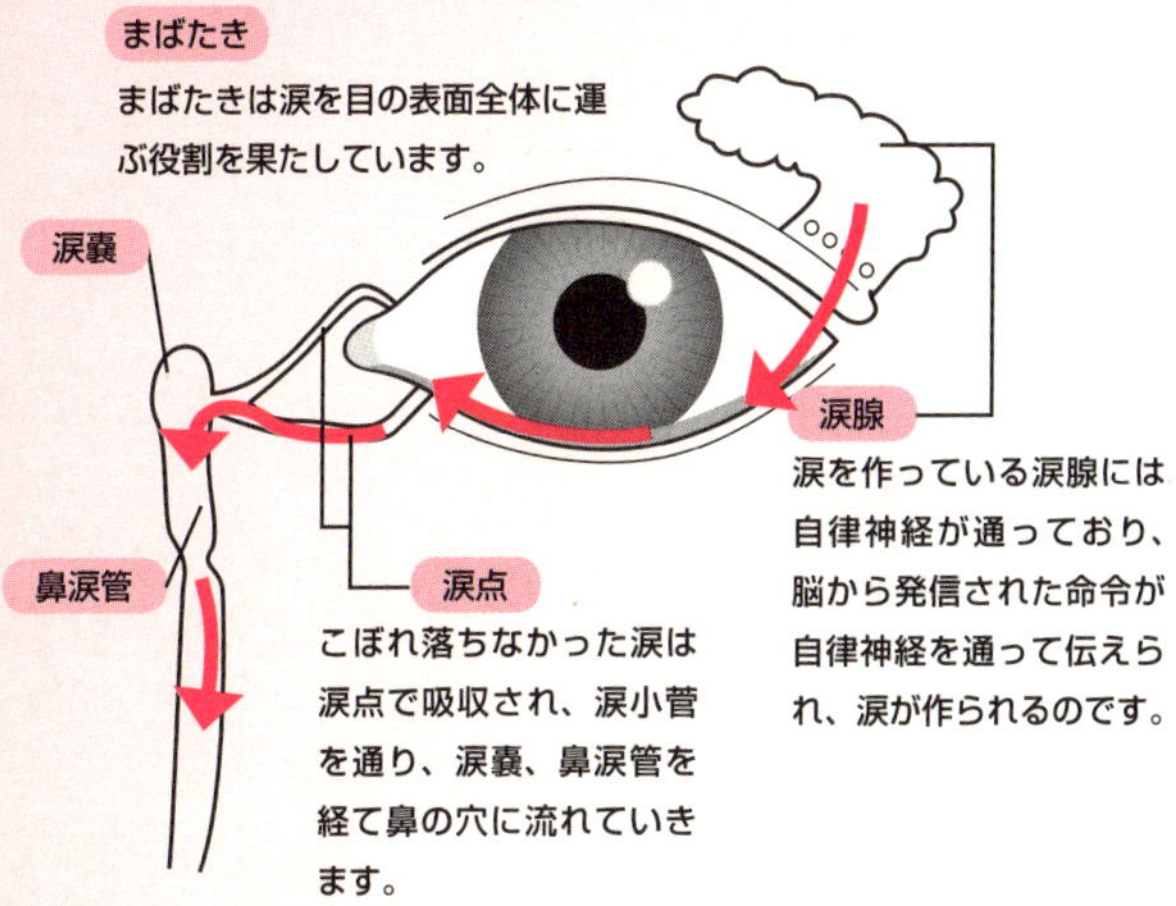
まばたき
まばたきは涙を目の表面全体に運ぶ役割を果たしています。
涙嚢
涙腺
涙を作っている涙腺には自律神経が通っており、脳から発信された命令が自律神経を通って伝えられ、涙が作られるのです。
鼻涙管
涙点
こぼれ落ちなかった涙は涙点で吸収され、涙小管を通り、涙嚢、鼻涙管を経て鼻の穴に流れていきます。

悲しみや喜びの感情によって興奮状態に陥ると体は大きなストレスに見舞われます。そこで、体はその危険を避けようとストレスを和らげリラックスを促す物質を出します。それらを涙に乗せ鼻涙管に流し、鼻粘膜や口から吸収させ、リラックスを促して興奮を抑えようとします。すなわち、「感情による涙」は、感情の高ぶりによって体内に生じたストレスを排出するための行為なのです。よって、感情の高ぶったときの涙のほうがより味が濃いといわれています。

第三章　呼吸器・循環器・消化器のナゾ

泣くとなぜ鼻水まで出るのか？

鼻水は涙点で処理しきれなくなった涙

泣くと鼻水が出るのは眼と鼻腔《びこう》がつながっているからです。人は常に眼が乾燥しないよう涙を流し続けています。しかし、外に涙があふれたり、涙が流れているように見えないのは涙点という穴から涙が吸収されているからです。

吸収された涙は、鼻涙管という管を通り、鼻腔の下部に出ていきます。ふだんはこの出る量が少ないため、鼻水は出ません。

ところが、涙を流し泣いている状態では涙点から吸収しきれなくなり、目尻から涙があふれ出だし、鼻涙管を通る涙の量もぐっと増加します。そのため、鼻腔内に出ていく涙の量も増加し、これが鼻水となって鼻から出てくるのです。

鼻水が出るしくみ

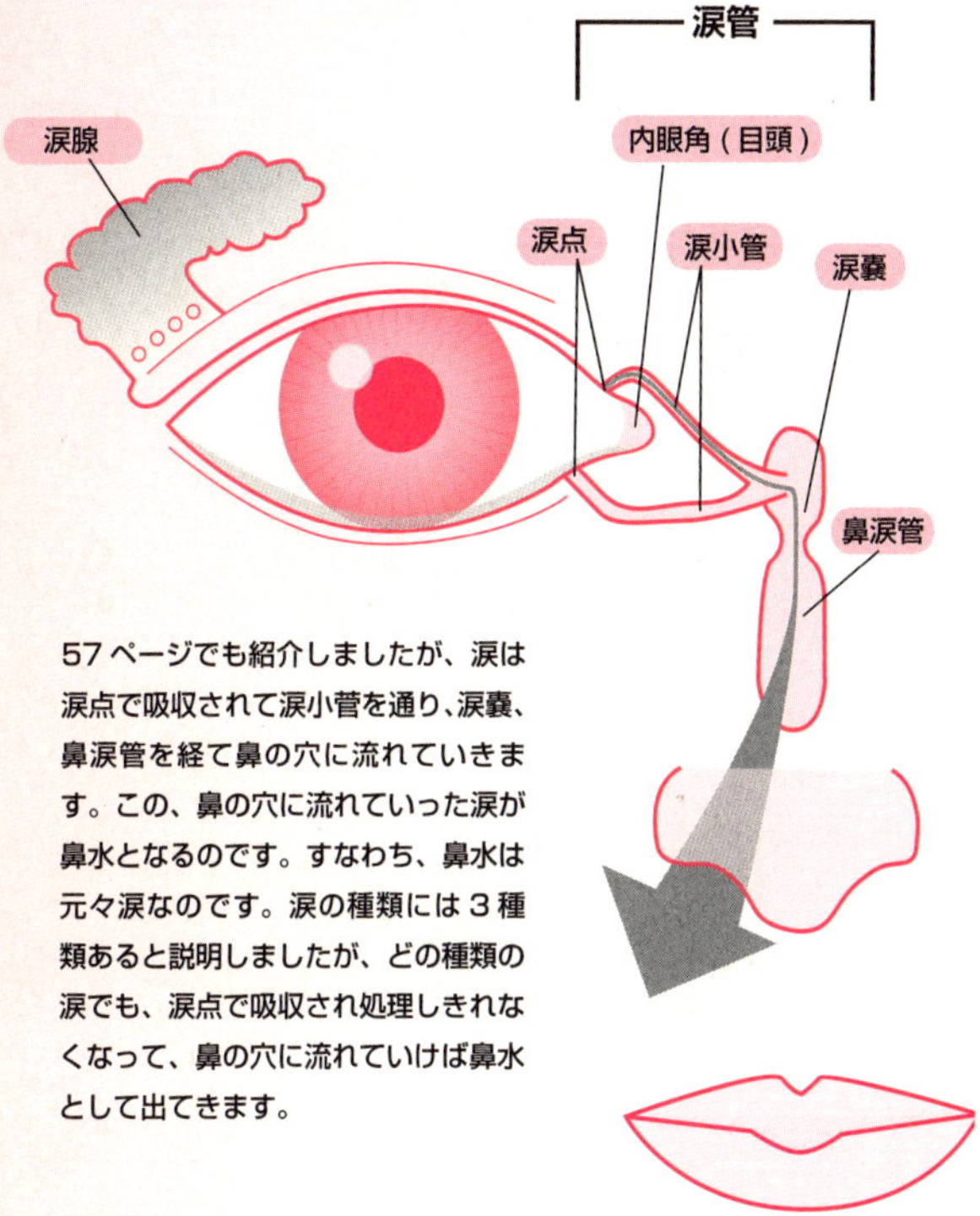

57ページでも紹介しましたが、涙は涙点で吸収されて涙小管を通り、涙嚢、鼻涙管を経て鼻の穴に流れていきます。この、鼻の穴に流れていった涙が鼻水となるのです。すなわち、鼻水は元々涙なのです。涙の種類には３種類あると説明しましたが、どの種類の涙でも、涙点で吸収され処理しきれなくなって、鼻の穴に流れていけば鼻水として出てきます。

通常の鼻水

通常の鼻水は鼻の粘膜にある鼻腺《びせん》という穴から出る粘液や、鼻の穴に溜まった水蒸気。または体から出た老廃物やゴミなどからできています。

お酒に強い人と弱い人の違いは？

肝臓の解毒作用の働き方により個人差が出じる

「二日酔い」の項で説明した通り、お酒の強弱には肝臓の働きが関係しています。肝臓には様々な機能がありますが、その一つに、有害な物質を分解して無害なものにするという「解毒作用」があります。人によってお酒に強い・弱いといった差があるのは、この解毒作用の働き方の違いによるものだといわれています。

お酒を飲むとアルコールは胃腸から肝臓に運ばれ、酵素の力でアセトアルデヒドという物質に変わります。この物質は毒性が強いため、肝臓は別の酵素を使って無害な酢酸《さくさん》に分解し、最終的に水と炭酸ガスに変えて体外へ出します。このアセトアルデヒドが「酔い」の原因です。

つまり、アセトアルデヒドを分解する

酵素の働きによる違い

お酒の強弱は、アセトアルデヒドを分解する酵素である「アルコール脱水素酵素」の働きによって決まります。自分がどのタイプに当てはまるかは、エタノールをしみこませた絆創膏を腕に貼る、アルコールパッチテストで調べられますので、成人したばかりの人は、飲み会に出かける前に調べておくとよいでしょう。

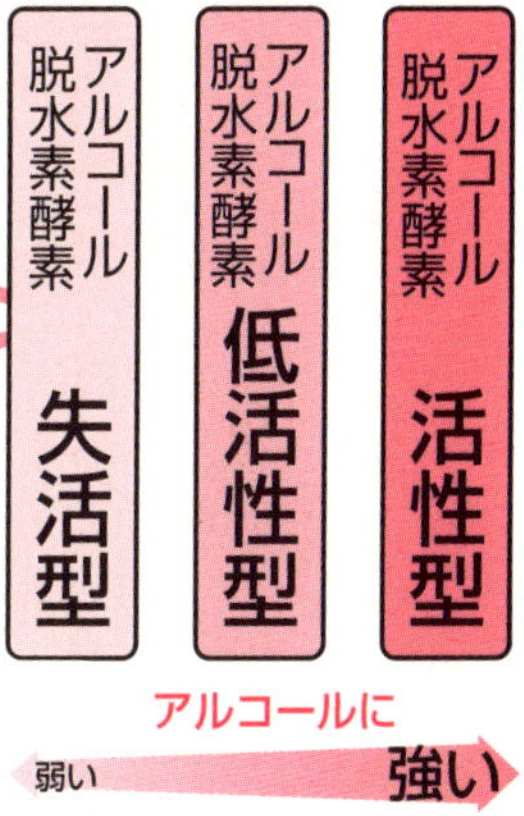

酵素の活性度によって、お酒に強いか弱いかが決まるといえます。この酵素には3つの型があり、よく働く活性型と働きが弱い低活性型、そしてまったく働かない失活型の人がいます。活性型はお酒に強いタイプ、低活性型はお酒に弱いタイプ、失活型はまったく飲めないタイプ、いわゆる下《げ》戸《こ》になります。自分がどのタイプかは遺伝体質によって決定され、後天的に変わることはありません。日本人の約半数は低活性型か失活型であるといわれ、欧米人に比べてお酒に弱い人が多いのはこのためです。

第三章　呼吸器・循環器・消化器のナゾ

こんなにすごい唾液のパワー

毎日の健康維持には唾液のパワーが不可欠

私たちの口の中は常に唾液《だえき》が分泌されていて、潤《うるお》った状態にあります。唾液は口の中の複数の唾液腺というところから出ていて、健康な人なら通常、1日で約1リットルも分泌されています。

唾液の役目でよく知られているのは、食べた物を湿らせ、柔らかくして飲み込みやすいようにすることです。この作用は唾液中の酵素がでんぷん質を分解して、消化と栄養吸収を助けています。

さらに唾液は口内を洗浄し、歯の表面に膜を作って虫歯を防いだり、食べ物についたばい菌を殺菌・抗菌して発がん性物質を抑制したりと、細菌の繁殖を抑える働きもあります。また、食べ物のおいしさがわかるのも、発音や会話がしやす

主な唾液腺

耳下腺、舌下腺、顎下線の3つの大唾液腺から、消化酵素を含んだ唾液が分泌されます。他にも口唇や下など7つの小唾液腺があります。

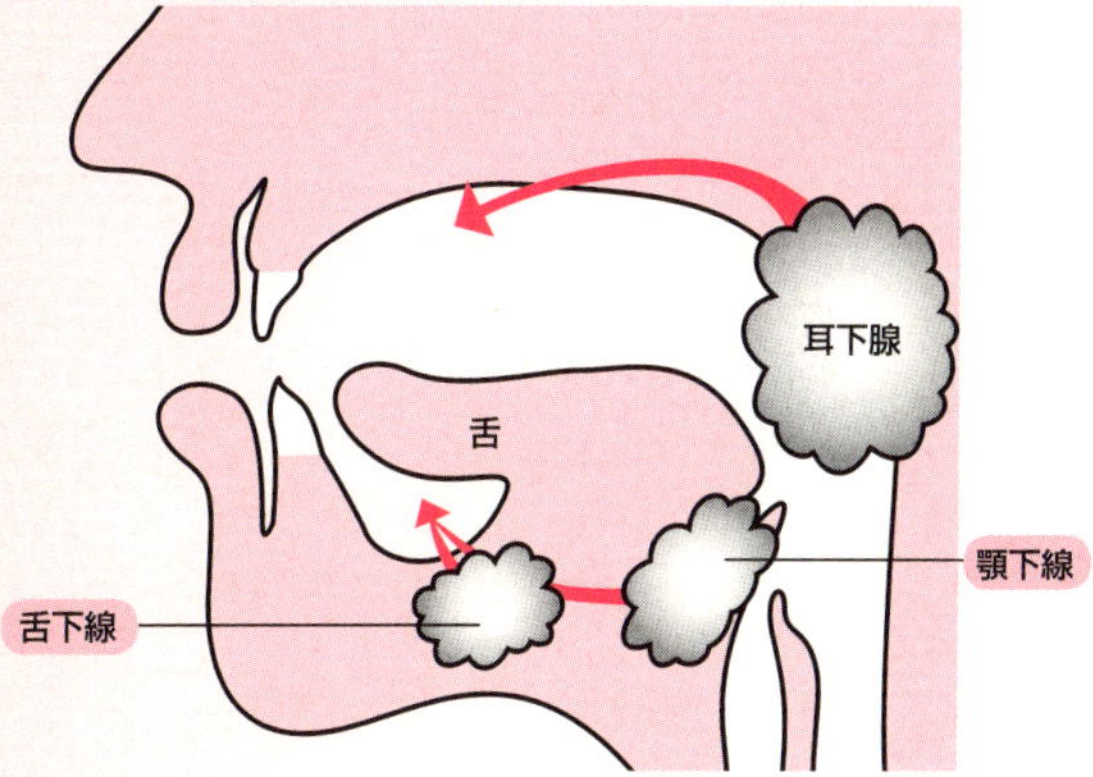

いのも、唾液がいつも口の中に湿り気を与えているからです。このように唾液にはいろいろな働きがあり、他にもたくさんの役目を持っています。

逆に、口の中が乾いた状態（ドライマウス）が続くと、虫歯や歯周病が急に増えたり、口臭が強くなったりと、数々の口内トラブルが起こってしまいます。唾液の分泌量は、噛む回数の少ない食事や薬の多用などにより減少します。歯応えのよい物を食べたり、食事の際はよく噛む習慣をつけることが大切といわれるのはこのためです。

第三章　呼吸器・循環器・消化器のナゾ

なぜ鼻の穴は2つあるのか？

どちらか一方の穴は常に詰まっている!?

人間には左右対称の部位がたくさんあります。目、耳、手、足などがその代表的なものです。これらは左右に分かれているので、ひとつひとつが対称的にあってもなんら不自然ではありません。では、鼻の穴はどうでしょう。体の中心に沿って存在する鼻というひとつの部位ではありますが、穴は2つ存在しています。口やへそも体の中心にありますが、穴はひとつです。なぜ鼻だけが、ひとつの部位にも関わらず2つの穴が必要なのでしょう。

この理由には諸説あります。まず、鼻の穴は一日中どちらの穴も同じように通っていることはなく、どちらかの穴がいつも詰まっています。鼻の穴はそれぞ

動物が生きるための工夫

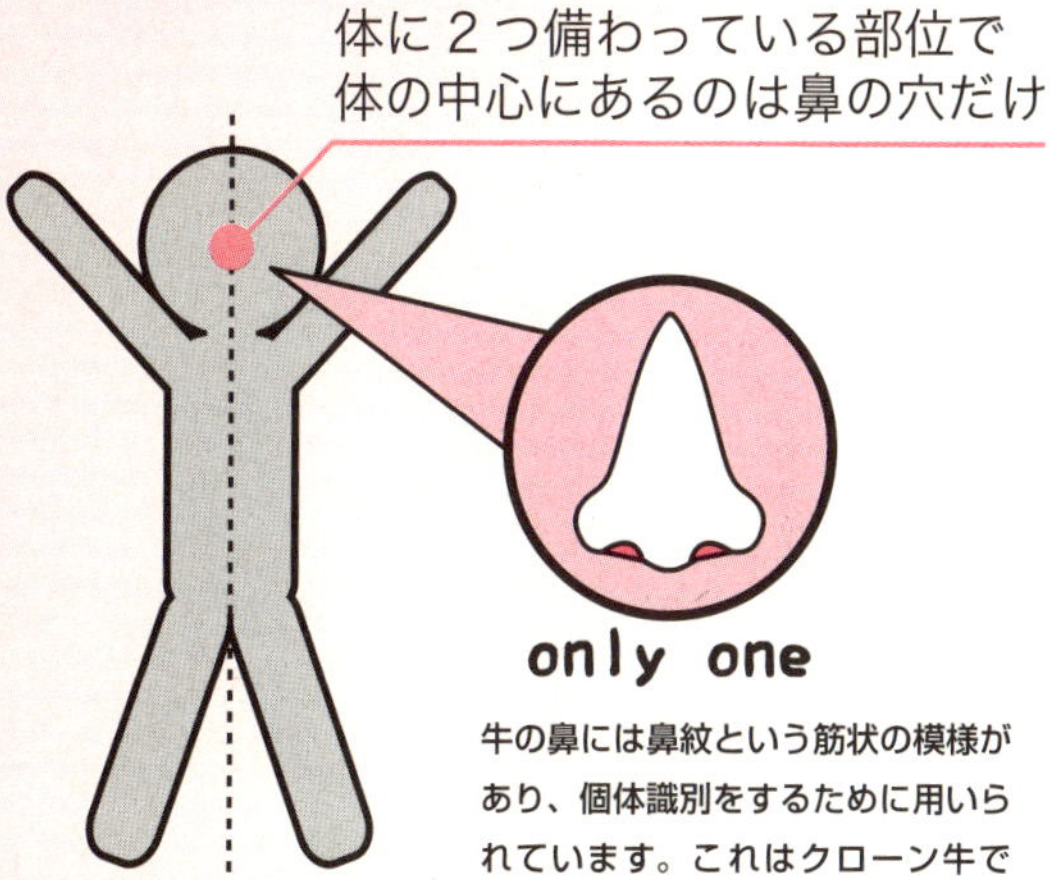
体に２つ備わっている部位で
体の中心にあるのは鼻の穴だけ
only one

牛の鼻には鼻紋という筋状の模様があり、個体識別をするために用いられています。これはクローン牛であっても個別に違います。

れ左右の肺に対応しており、片方ずつ肺を休ませているのだというのです。また、鼻からのどにつながる部分の構造にも理由があるといわれており、もし鼻の穴がひとつしかない場合、鼻の穴でスクリューのような乱気流が起こって呼吸がしにくくなるようです。

鼻の穴が2つあるのは、人間だけに限ったことではなく、ほとんどの動物に当てはまることです。鼻は呼吸器、また感覚器として大切なものなのです。生命体の持つ機能に、意味のないものなどないということがよくわかります。

第三章　呼吸器・循環器・消化器のナゾ

人間が一番汗をかく部位はどこ？

背中？と思いきや意外な場所が……

動物の中で最も汗をかくのが人間で、体温調節などのために1日平均約500mlほどの汗をかくといわれています。汗の成分は99％が水分で、食塩、アンモニウム、尿素、乳酸などが微妙に含まれています。さて、そんな汗ですが、人間が一番汗をかく部位はどこでしょうか。

実は最も汗をかく場所は額《ひたい》なのです。

背中は服を着ているため汗が蒸発しにくく、かいた汗がそのまま衣類にしみ込んだりするために、大量の汗をかいたように感じるのです。その反面、額は外気に触れているために、汗が蒸発しやすく、すぐに流れ落ちてしまうのでそれほど汗をかく感じがないのです。

次に汗をかくのは手足の甲。さらに、

汗はどうやって出るの？

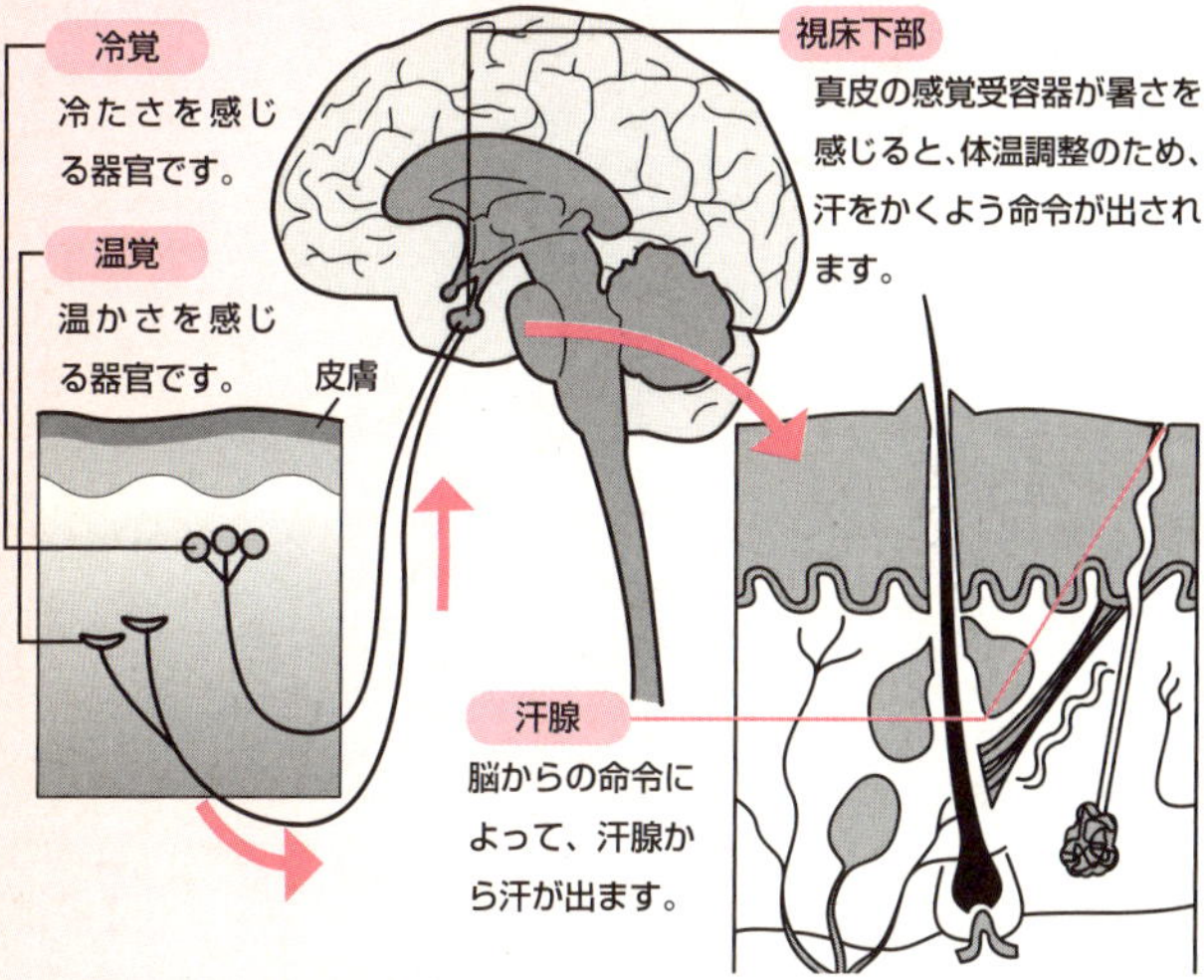
冷覚
冷たさを感じる器官です。
温覚
温かさを感じる器官です。
皮膚
視床下部
真皮の感覚受容器が暑さを感じると、体温調整のため、汗をかくよう命令が出されます。
汗腺
脳からの命令によって、汗腺から汗が出ます。

腕、腰、腹、背中、胸などの順番です。

汗は、エクリン腺とアポクリン腺という2種類の汗腺《かんせん》から分泌されます。エクリン腺は全身に存在しており、アポクリン腺は脇《わき》の下や陰部などの限られた場所に存在しています。ワキガなどの不快な臭いは、アポクリン腺から分泌される汗のことなのです。

ただ、汗腺の密集度と汗の量は必ずしも連動してはおらず、一番密集度の高い足の裏は汗をかく部位の上位には入っていません。ちなみに、一番密集度が低いのはお尻とされています。

第三章　呼吸器・循環器・消化器のナゾ

おならを我慢するとどうなるの？

我慢し過ぎると体内を巡り大病にもなりかねない

おならを我慢すると、腹痛が起きます。この腹痛はお腹の張りによって起きるもので、ひどい場合には他の臓器を圧迫して激しい痛みを感じることさえあります。

それでも我慢し続けると、おならは腸内から吸収され血液に乗って体内を巡り、肺や肝臓に運ばれ尿や呼気（口から吐く）として体外に排出されます。

それならおならをしなくても平気なんだと思われるかもしれませんが、肝臓によけいな負担がかかると糖尿病の原因にもなり、ガスにより腸内の環境が悪化すると、大腸がんの原因ともなります。

また、おならをすることを極端に嫌っていると、おならをしてはいけないという気持ちがストレスになり、さらに腸内

健康を害す危険が!?

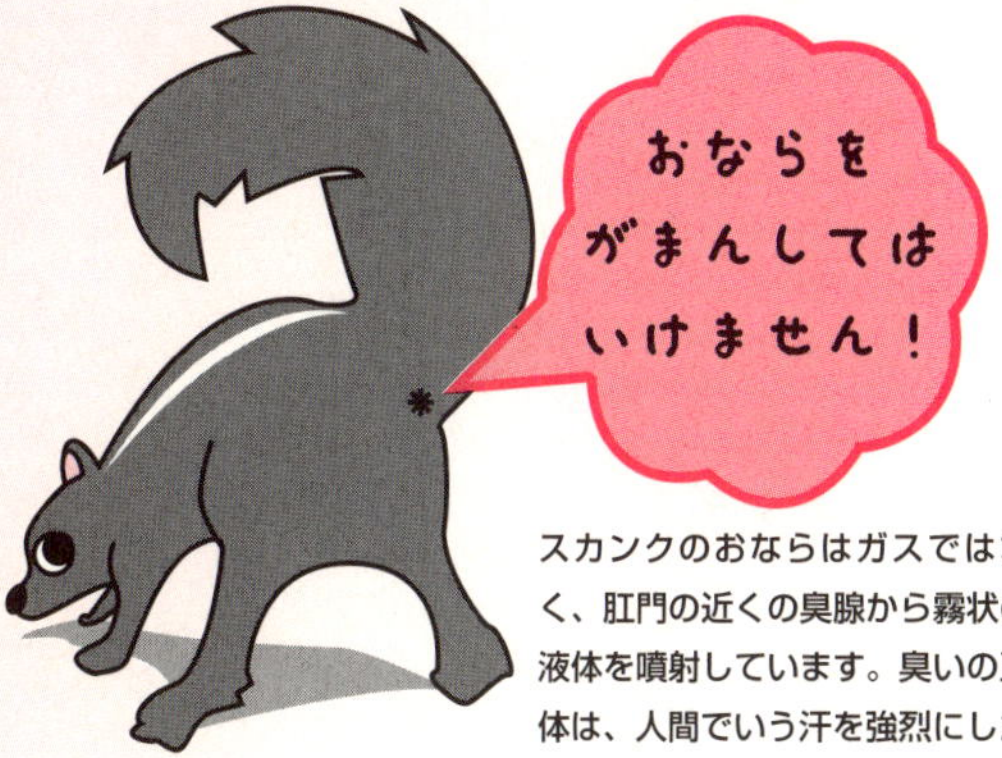

スカンクのおならはガスではなく、肛門の近くの臭腺から霧状の液体を噴射しています。臭いの正体は、人間でいう汗を強烈にしたようなもので、目に入ると一時的に失明を起こしてしまいます。

にガスをためてしまう悪循環を生むこともあり大変危険です。

なるべく腸内にガスを作らないためには、睡眠をしっかり取り規則正しい生活をすること、栄養バランスのとれた食事をすること、食事は良く噛んで食べること、軽い運動を心がけることが大切です。食物繊維や乳酸菌を含む発酵食品は便秘の改善に効果があり、腸内に便をため込まないことでガスの発生を抑制します。腸内のガスの大部分は食事の際に飲み込んだ空気なので、ゆっくり食事をすれば、空気の飲み込みも防げます。

お腹が減るとグーと鳴るのはなぜ？

腸にたまっているガスが移動するときの音

胃と腸の筋肉は消化のため、24時間絶えず収縮運動をしていますが、お腹が空いてくると胃が「飢餓《きが》収縮」という通常の動きとは異なる収縮運動を始めます。胃の収縮と一緒に腸も収縮して、腸にたまっているガスが移動します。お腹がすいたときに鳴る音は、このガスが腸内を移動するときの音なのです。

そもそも人間が空腹を感じるのは胃が空になったときではなく、血液に溶け込んでいる栄養物質が少なくなったのを脳がキャッチして空腹感を感じます。血液中に栄養物質があれば脳は消化器官の活動を抑え、不足してくれば活動を促し、胃腸が激しく動き始めるのです。

お腹が空いていない状態でもお腹が鳴

ガスの移動で音がする

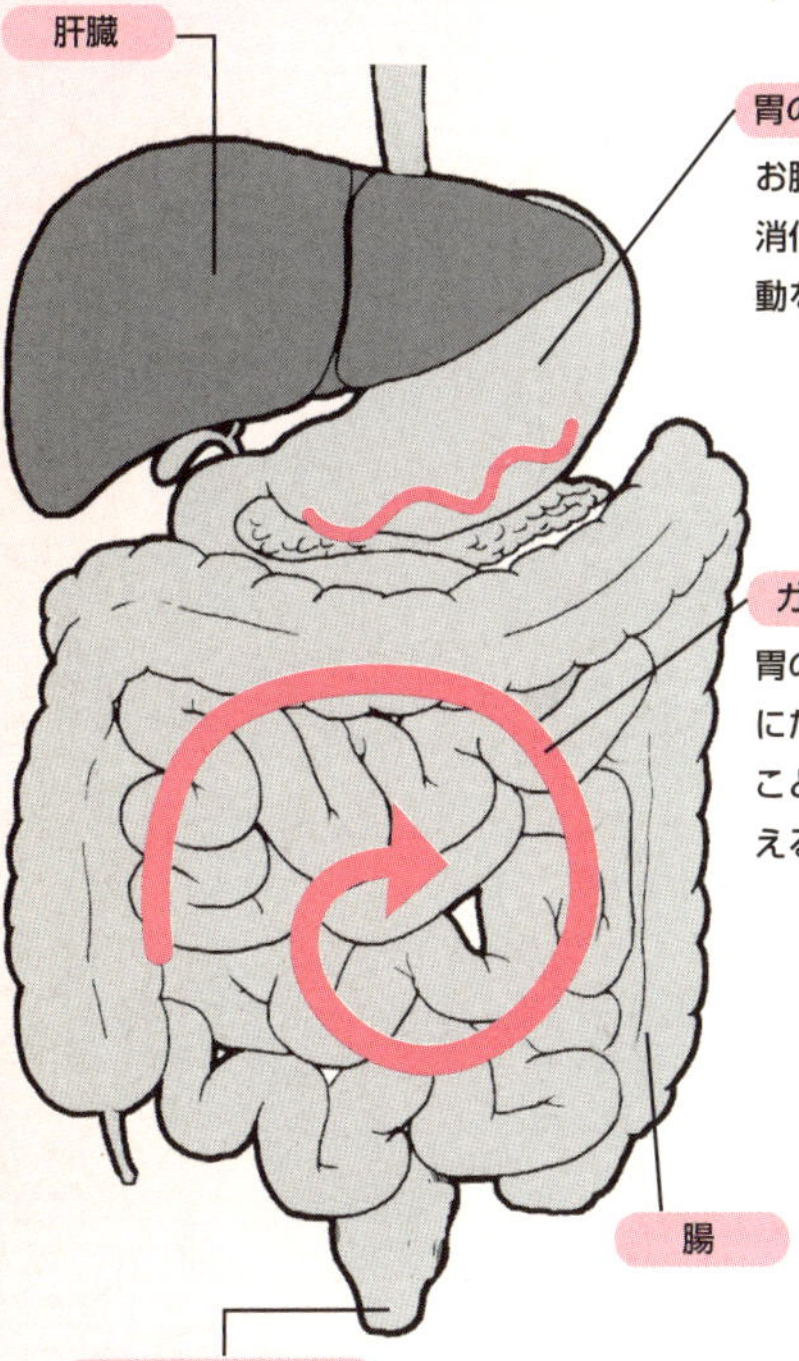

胃の収縮

お腹が減ると、胃が食物の消化運動とは異なる収縮運動を始めます。

ガスの移動

胃の運動に合わせて、腸内にたまったガスが移動することで、お腹から音が聞こえるのです。

ガスの排出は大切

恥ずかしいからといっておならを我慢するのは体によくありません。ガスの排出はこまめに行うほうが腸の健康状態をたもつ上でも大切なことなのです。

ることはありますが、空腹のときにより激しく鳴るのは、消化の準備のため胃腸の収縮が活発になっているからだといわれています。

胎児はなぜ産まれた瞬間に肺呼吸できる？

へその緒を切ったとき呼吸反射が起きる

胎児は、母親の胎内にいるうちは、へその緒を通して酸素を体内に取り入れています。しかし、母親の体外に出るとへその緒が切られてしまい、そこから酸素を取り入れることが不可能になってしまいます。

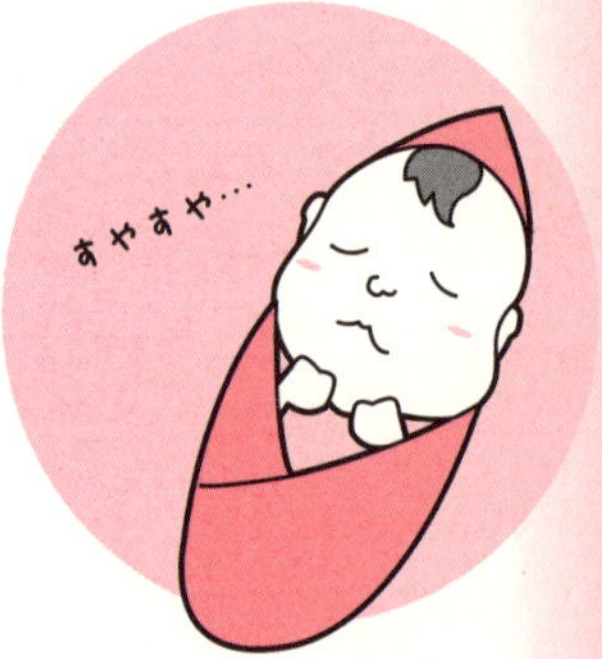

そこで胎児はそれまでの胎盤《たいばん》を通じた酸素の交換から、肺呼吸に切り替えます。不思議に思えますが、実は胎児は母親のお腹の中で、すでに肺呼吸を行う準備ができているのです。体外に出た胎児は、胎盤を通じて酸素を取り入れることできないので、血中の二酸化炭素濃度が高まります。このことがきっかけとなり脳幹で呼吸反射が起きて、胎児は空気を吸い込み肺呼吸を始めます。「おぎゃー」と泣く産声《うぶごえ》は赤ちゃんの最初の呼吸でもあるのです。

―第四章―

皮膚・血管・細胞系のナゾ

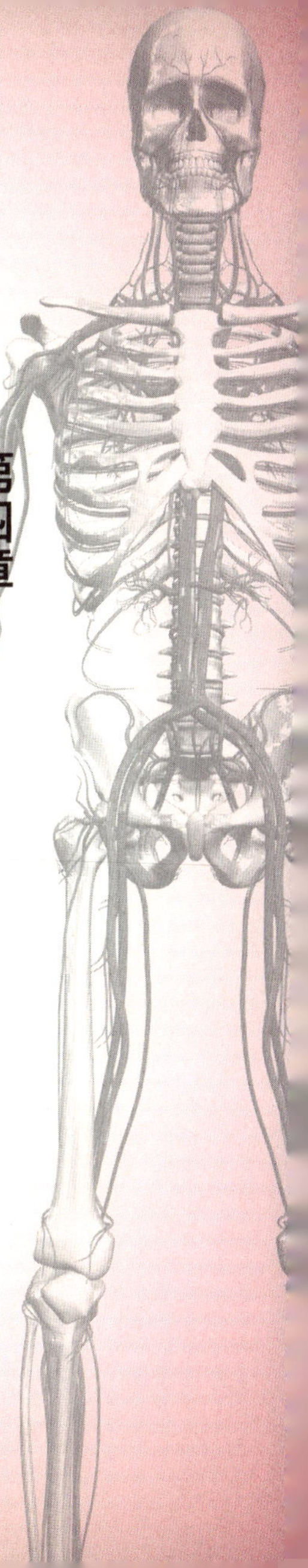

第四章　皮膚・血管・細胞系のナゾ

血は赤いのに血管が青く見えるのはなぜ？

光を反射する色に秘密がある

血といえば鮮やかな赤色を思い浮かべますが、私たちがよく見る血管は、体の外側にある静脈《じょうみゃく》がほとんどです。静脈の役割は、二酸化炭素や体の中でいらなくなった物を運ぶことであるため、実は濁《にご》った暗い色をしています。

ヒトが色を見るためには、光が必要です。皮膚も例外ではなく、反射された光を私たちは肌色と認識しています。角質層で反射される白、毛細血管の赤、カロチンの黄色が混ざった色が日本人の肌色の秘密です。しかし静脈がある部分では、赤や緑の光が暗い静脈に吸収されて反射されません。ただし、波長の短い青色は静脈に到達する前の皮膚上で反射されます。このために、血管は青く見えるのです。

色のしくみ

りんごが赤く見えるのは、りんごの皮が反射する光の中で、赤が最も多く反射され目に届くことによるものです。全ての光が反射すると白色に見え、逆に全て吸収されると黒く見えます。

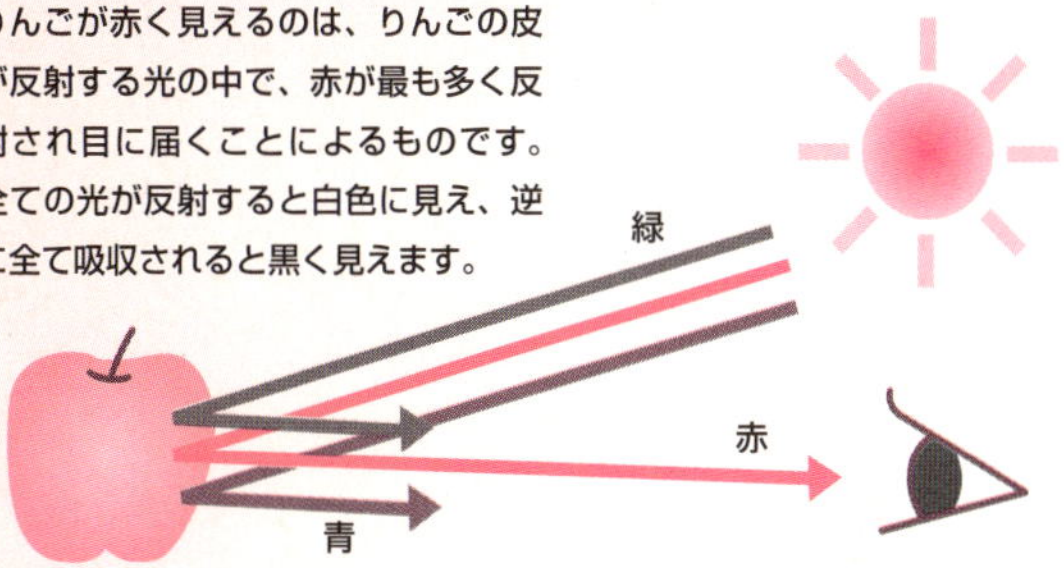

血管が青く見える秘密

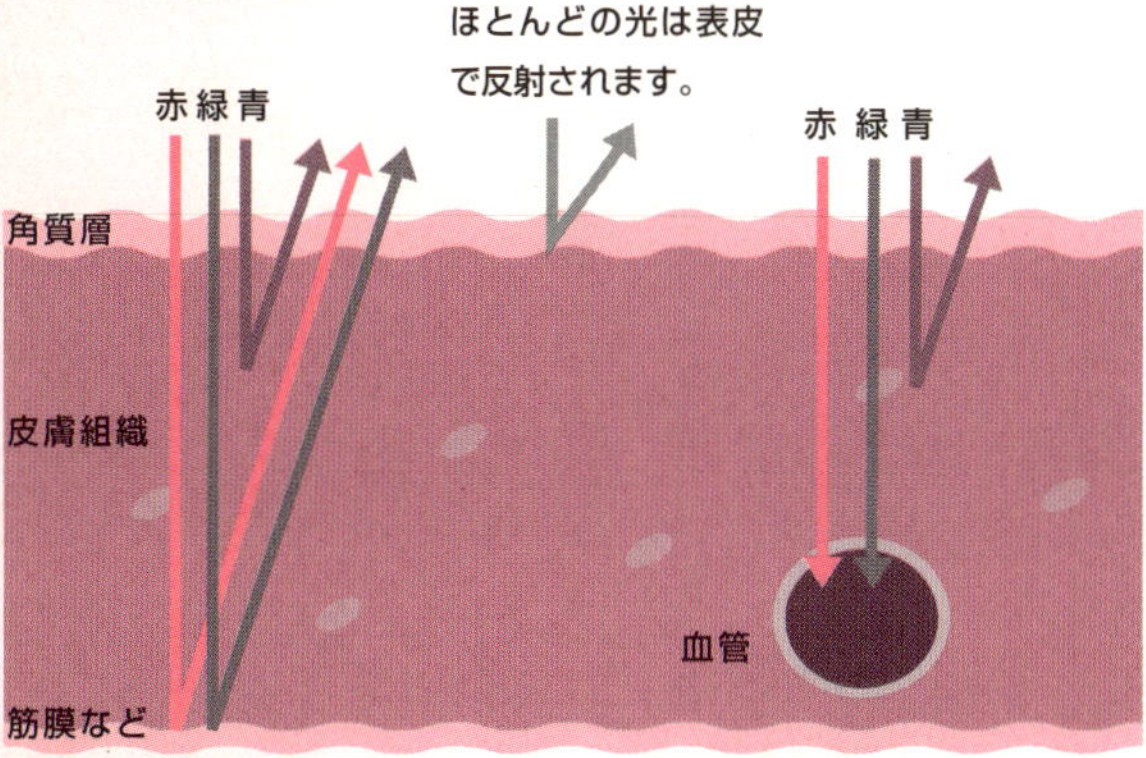

血管がない場所

血管がない場所では、光が同じような割合で反射されるので、白に近い肌色に見えます。

血管がある場所

血管がある場所では、赤と緑は血管の暗い色により反射されず、青が多く目に届きます。

がん細胞は毎日発生し続けている⁉

ほとんどの場合は自然に消滅していく

日本人の死亡原因として最も多い「がん（悪性腫瘍《しゅよう》、悪性新生物）」は、他の組織との境界に侵入、あるいは転移し、身体の各所で増大することで生命を脅かす恐ろしい病気です。がんにはさまざまな種類があり、代表的なものでは男性の死亡率が高い「肺がん」、女性の死亡率が高い「大腸がん」などがあります。

そんな恐ろしいがんは、私たち自身の身体を形成している細胞の突然変異によって発生するのです。

人間は60兆個ともいわれる細胞によって、体内のさまざまな器官や臓器を形成し、それぞれの役割をこなして生命維持を行っています。その細胞の突然変異によって、現代人の身体には毎日3000

がんによる部位別死亡率

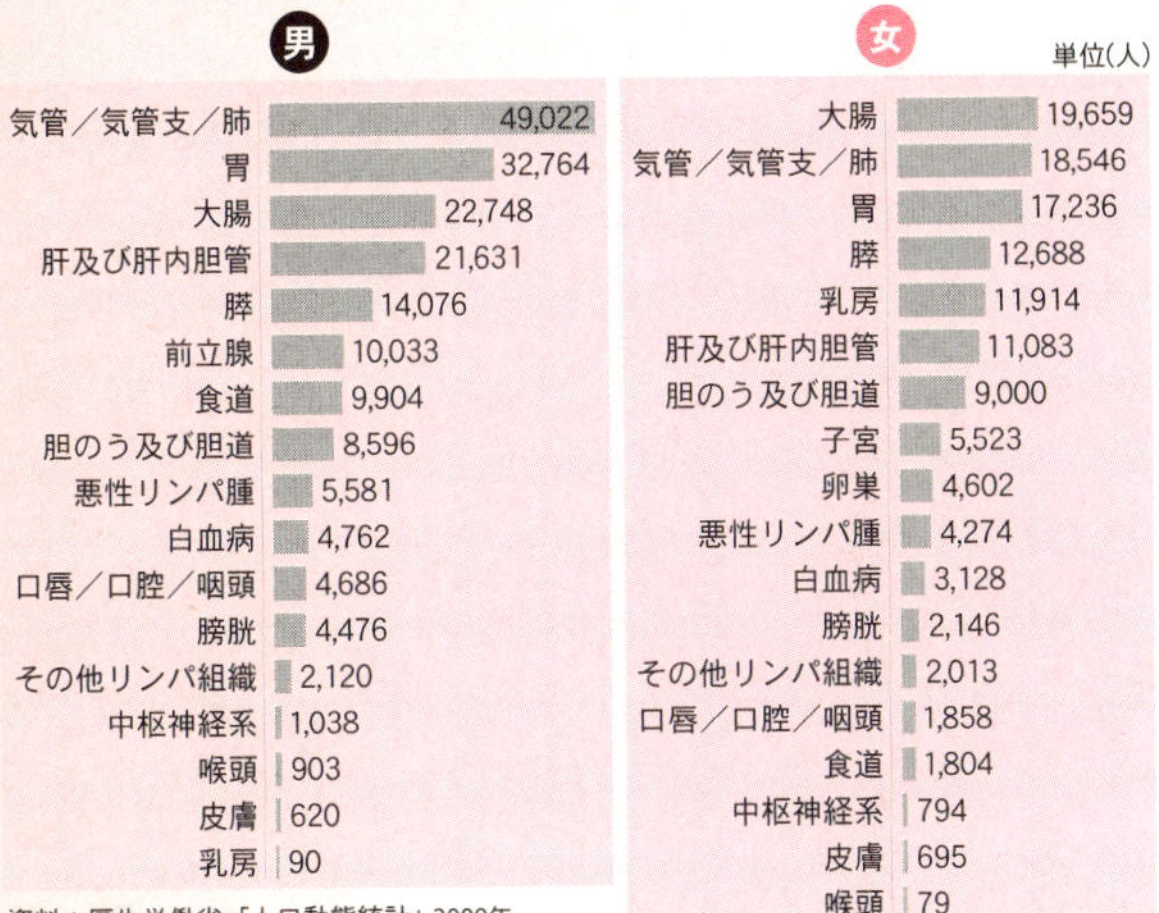
男
気管／気管支／肺 49,022
胃 32,764
大腸 22,748
肝及び肝内胆管 21,631
膵 14,076
前立腺 10,033
食道 9,904
胆のう及び胆道 8,596
悪性リンパ腫 5,581
白血病 4,762
口唇／口腔／咽頭 4,686
膀胱 4,476
その他リンパ組織 2,120
中枢神経系 1,038
喉頭 903
皮膚 620
乳房 90
女
単位(人)
大腸 19,659
気管／気管支／肺 18,546
胃 17,236
膵 12,688
乳房 11,914
肝及び肝内胆管 11,083
胆のう及び胆道 9,000
子宮 5,523
卵巣 4,602
悪性リンパ腫 4,274
白血病 3,128
膀胱 2,146
その他リンパ組織 2,013
口唇／口腔／咽頭 1,858
食道 1,804
中枢神経系 794
皮膚 695
喉頭 79
資料：厚生労働省「人口動態統計」2009年

～5000個ものがん細胞が発生しているといわれています。この事実を知って驚愕した人がいるかもしれませんが、がん細胞に犯されてしまう人はその中の一部の人であり、ほとんどの人のがん細胞は自然に消滅しているのです。これには、人間のもつ免疫力が大きく影響しているといわれていますが、詳しいことはわかっていません。ただ、1950年以降、がんによる死亡率が急激に上昇していることから、現代人の生活環境や食生活などが、がんの発生率を高めている原因になっているのかもしれません。

血液が循環する速度はどれくらい？

わずか1分間で4リットルの血液が全身を一巡する

人間の体内では、絶えず血液が循環しています。その血液は心臓によって加圧され、動脈を通じて全身へ送られます。そして、毛細血管に達すると細胞と栄養分などを交換して、静脈を通じて心臓へと戻ってきます。

人間の血液循環の経路には、肺循環と体循環の2経路があり、それぞれ次ページの表のように循環しています。では、その血液はどれくらいの速さで体内を循環しているのでしょう。

血液の循環速度は場所によって大きな違いがあります。一番早いのは、大静脈で毎秒50㎝の速さで循環しています。次に大静脈が毎秒15㎝、毛細血管が毎秒0.05㎝となっています。なお、人間の

体循環と肺循環の経路

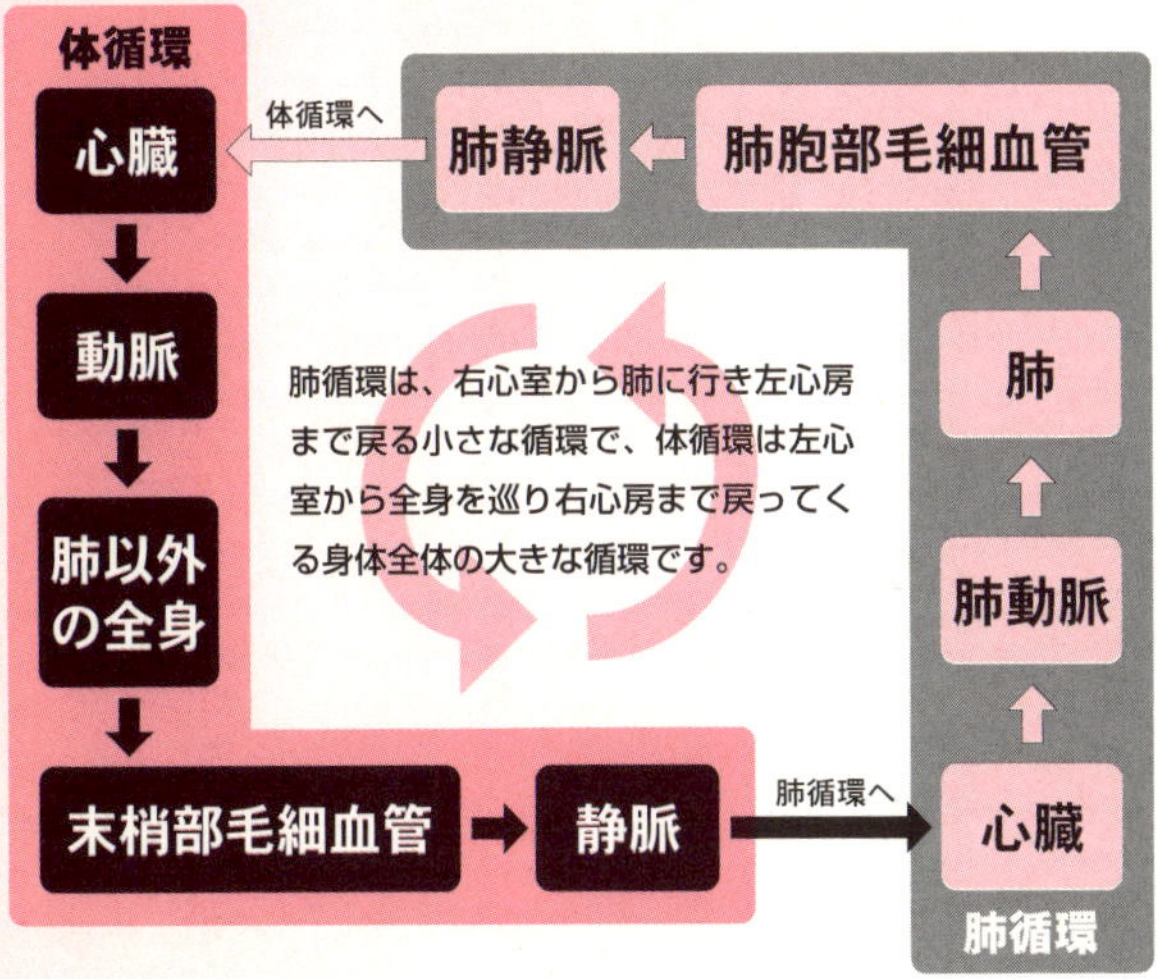
体循環
心臓
動脈
肺以外の全身
末梢部毛細血管
静脈
肺循環へ
体循環へ
肺静脈
肺胞部毛細血管
肺
肺動脈
心臓
肺循環
肺循環は、右心室から肺に行き左心房まで戻る小さな循環で、体循環は左心室から全身を巡り右心房まで戻ってくる身体全体の大きな循環です。

全血液量は、体重のおよそ13分の1、約8%といわれています。60kgの体重の人であれば、約4・8リットルの血液が体内を循環しています。血液は約50〜60秒間で全身を一巡し、その5分の4が体循環で5分の1が肺循環で費やされる時間といわれています。

ちなみに、人間は全血液量の5分の1を失うと、出血多量によるショック症状が始まり、3分の1以上を失うと死に至る危険性があるとされています。

目は疲れるとなぜ充血するのか？

自律神経が白目部分の毛細血管を拡張する

長時間本を読んでいたり、パソコンに向かっていたりすると、白目の部分が充血して真っ赤になってきます。目を充血させる赤色の正体は血液で、白目の部分にある毛細血管が太くなり、血液の量が増加することで起こります。では、なぜ目は酷使して疲れてくると、そのようなことが起こるのでしょう。

白目の部分にある毛細血管は、自律神経がつかさどっています。正常な状態のとき、自律神経は毛細血管を収縮させる方向に働いているため、毛細血管は細くなっています。しかし、目を使いすぎると、目は多くの酸素を消費して二酸化炭素などの老廃物が増えてきます。酸素と二酸化炭素の運搬を受け持っているのは

白目には毛細血管が張り巡らされている

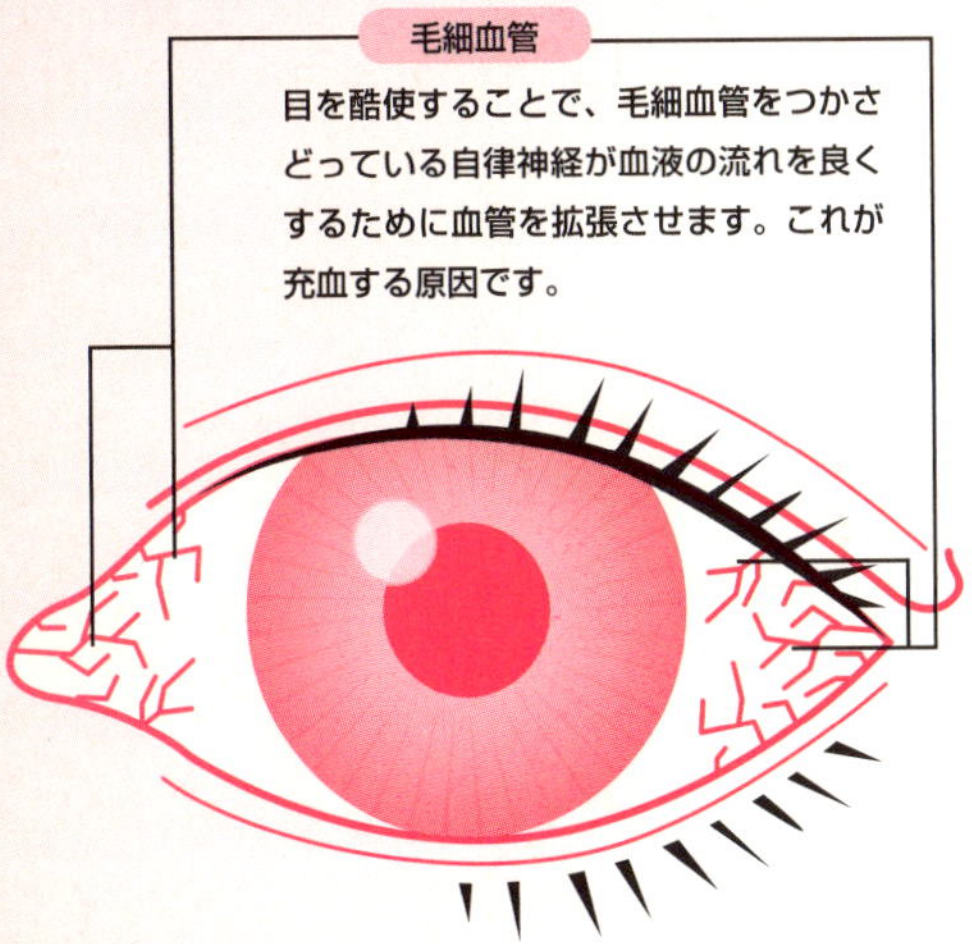
毛細血管
目を酷使することで、毛細血管をつかさどっている自律神経が血液の流れを良くするために血管を拡張させます。これが充血する原因です。

血液なのですが、その運搬効率をアップさせるために、自律神経が血管を拡張させて、血液の流れをよくしようとするのです。要するに、毛細血管を太くするので、目が充血するのです。

目の充血は眼精疲労以外にもさまざまな原因が考えられます。特に、現代人に多いのがコンタクトレンズの間違った使用法による目の充血です。付けたまま眠ってしまったり、適切な洗浄を行わない、また使用期限を過ぎても使ってしまうなど、これらは目の充血のみでなく、病気の原因ともなりえます。

第四章　皮膚・血管・細胞系のナゾ

爪は骨なのか？　皮なのか？

死亡した表皮細胞が集まって爪となる

爪は皮膚の表面が変化したものです。表皮細胞が角質化《かくしつか》して死亡したものが、層をなしたのが人間の爪です。

爪の根本を見ると、白くなっている丘のような形の「爪半月」といわれる部分があります。ここは爪の乾燥や角化がまだ不完全で、いわば生まれたての爪といった部分です。白く見えるのは気泡などが含まれているためで、爪半月の大きさは健康状態とは関係ありません。爪が作られるのは、そのさらに奥の「爪母基《そうぼき》」といわれる部分です。ここの円柱状細胞が分裂増殖すると徐々に押し上げられて爪が伸びることとなります。また、手の爪には伸びる速度に違いがあり、中指の爪が最も早く伸びるといわれています。

爪の異常と病気の関係

爪の先が反って中央がへこむ

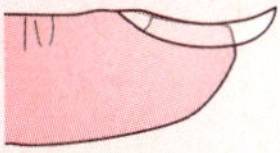

鉄欠乏症貧血や甲状腺の病気などで爪が薄くなっているため、指先に力を入れる作業の蓄積で変形することがあります。

指先が膨らんで爪が盛り上がる

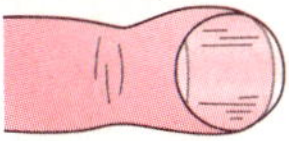

肺の病気や心臓病、肝臓病、慢性的な下痢などが原因で起こる場合がある症状で、指先が太鼓のばちのように丸く膨らみ、爪の甲の部分が盛り上がってきます。

爪の上部が白くなってはがれる

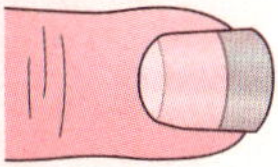

爪水虫、爪カンジダ症、接触性皮膚炎、尋常性乾せんなどの皮膚の病気ではがれることがあります。

爪が黒くなる・縦に線が入る

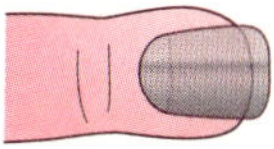

内出血やほくろの可能性が高いのですが、大きくなったり色が濃くなってくる場合は、悪性黒色腫などの病気の可能性があります。

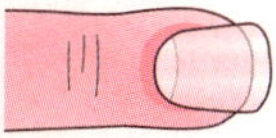

爪のふちや甘皮が赤く腫れる

すべての指に症状が現れる場合は、皮膚筋炎、膠原病《こうげんびょう》などの可能性が高いでしょう。なお、成人の場合、皮膚筋炎は悪性腫瘍を合併していることが多く、早期発見につながることもあります。

第四章　皮膚・血管・細胞系のナゾ

指紋の役割は滑り止め？

指紋がないと日常生活が困難になる

人間は一人ひとり異なった指紋を持っており、一卵性双生児であっても一致する指紋はないため、犯罪捜査や個人認証としても利用されています。また、近年のDNA鑑定に比べても、かなり正確な個人識別方法とされています。

指紋の役割といえば、前記したように警察が犯人特定のために照合するものだと思っている人が多いと思いますが、犯罪捜査に用いられたのは、日本では1911年に警視庁が採用したのが始まりで、それほど古い歴史があるわけではありません。

生命を与えられた人間に指紋が存在するのは、物をつかむときなどの、滑り止めの役割を果たしているからなのです。

指紋の役割

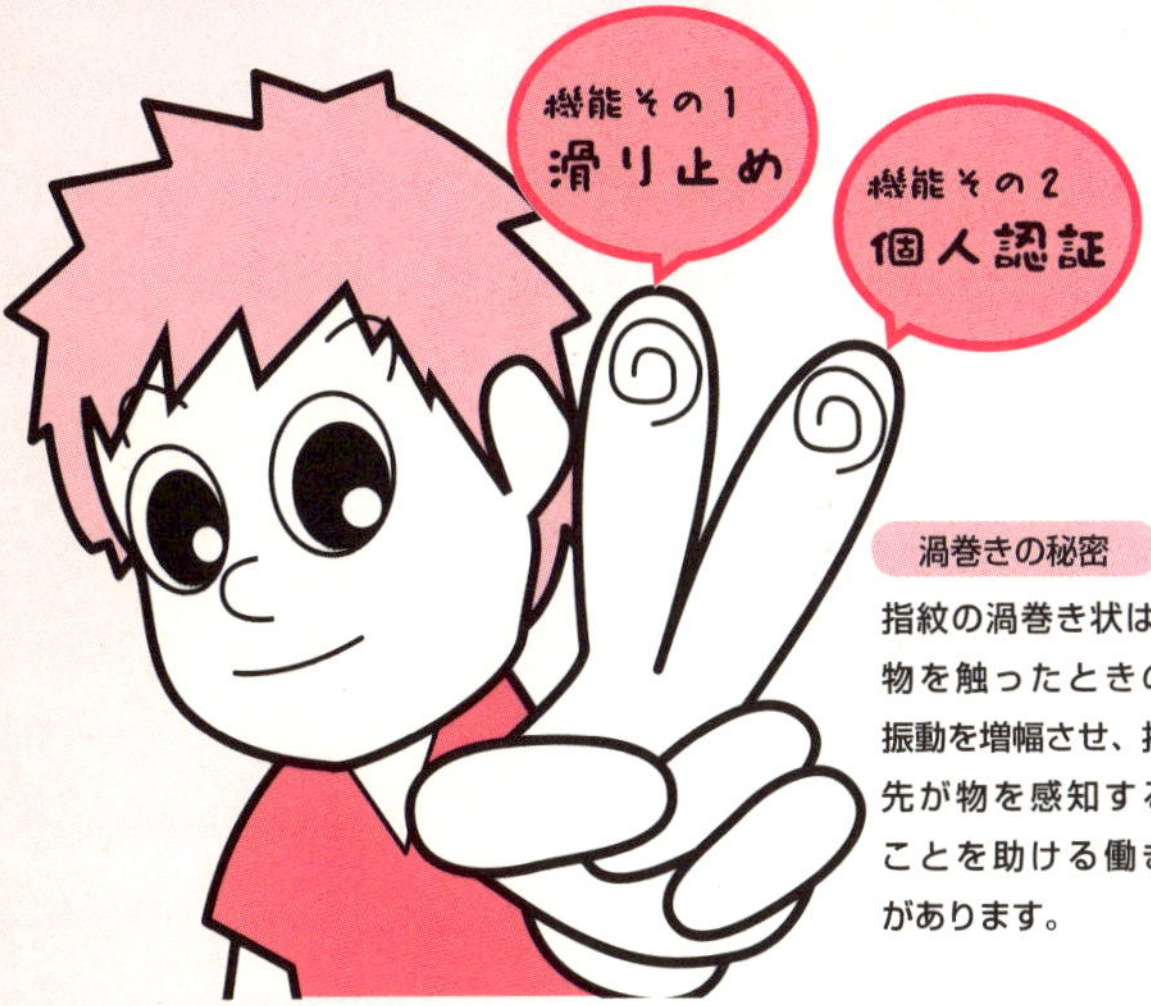
機能その1
滑り止め
機能その2
個人認証

渦巻きの秘密

指紋の渦巻き状は、物を触ったときの振動を増幅させ、指先が物を感知することを助ける働きがあります。

実際に指にセロハンテープを巻いて生活をしてみると、ほとんどの物事に支障が出ることがわかるでしょう。つかむという行為が困難になるので、ボタンを留めたり、チャックをしたりという衣服の着脱もままなりません。指紋は手の指だけでなく、足の裏（足紋）にも存在しています。足紋がなければ、裸足で生活することは困難になるでしょう。指紋があることが当然のように生活しているため、あまりありがたみを感じることはありませんが、人間の体は生きていくために思いもよらない機能を備えているのです。

第四章　皮膚・血管・細胞系のナゾ

足がしびれるのはどういうしくみ？

足の神経に血行障害が起きている

長時間正座をしていると足がしびれ、立ち上がろうとしても力が入らない経験は誰でも一度はあるでしょう。

正座によるしびれは、足が体重で圧迫され血液がうまく行き渡らなくなり、神経に障害が起きることが原因です。

足のしびれといっても障害は2つあり、1つは足の感覚が鈍ることで、もう1つは足がジンジン、ピリピリするような不快な感覚が起きることです。

また、立ち上がる際に最初はジンジンしていた感覚がそのうちなくなり、その後、脱力してしまうというような段階を踏んだしびれが起きる理由は、足の神経繊維の血行障害に対する抵抗力の差によるものだといわれています。

足のしびれ

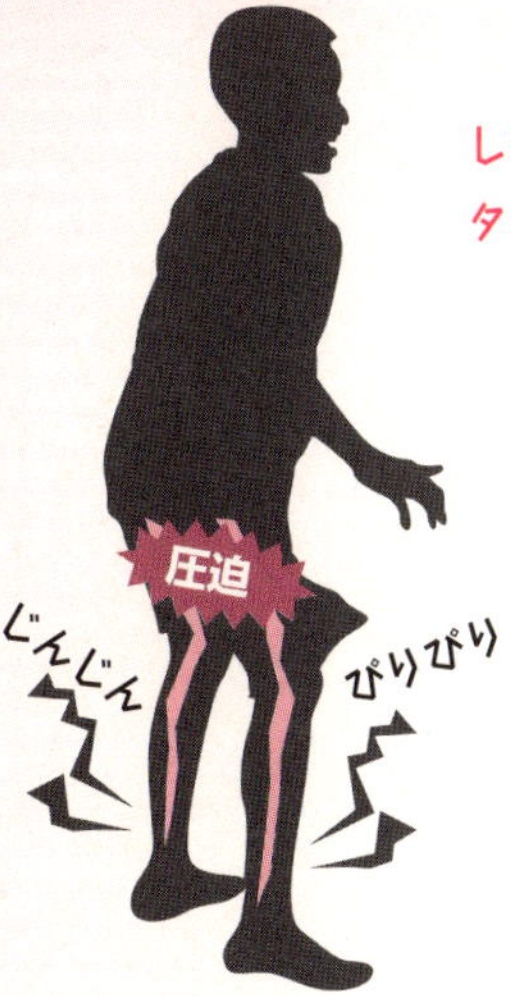

しびれには２つのタイプがあります

神経繊維の抵抗力の差によって、複雑なしびれが足を襲います。

正座によるしびれは、太ももの裏側で足を押さえつけ、血行が阻害されることによって起きます。

足のしびれは、正座による物だけでなく起きることがあります。動脈硬化や頚《けい》椎《つい》病、自律神経が不安定、栄養失調、妊娠中のような原因で足がしびれることもあります。この中でも妊娠中の足のしびれは、大きなお腹によって下半身が圧迫されることから起きるものなので、心配はいりませんが、それ以外で足がしびれるなら、病院で医師の診断を受ける必要があります。足のしびれは、なにかの病気の予兆でもあるのです。

第四章　皮膚・血管・細胞系のナゾ

人間の細胞は何日で生まれ変わる？

新鮮な体を維持するための原理とサイクル

人間の体は細胞という組織が集まってできています。一番始めは女性だけが持っている1個の受精卵から始まり、精子と出会うことで核分裂をはじめ、2・4・8・16・32……と何度も何度も分裂を繰り返して体が形成されていき、赤ちゃんとして産まれてくるのです。

そして、人間の体は約200種類以上の役割を持った細胞が60兆個というとてつもない数で構成されているのです。

さらに、成人したからといって、同じ細胞で死ぬまで生活するのではありません。この世に生を受けたときから死ぬまで、絶えず細胞分裂が繰り返し、古い細胞が壊され新しい細胞と入れ替わっているのです。

細胞の生まれ変わり

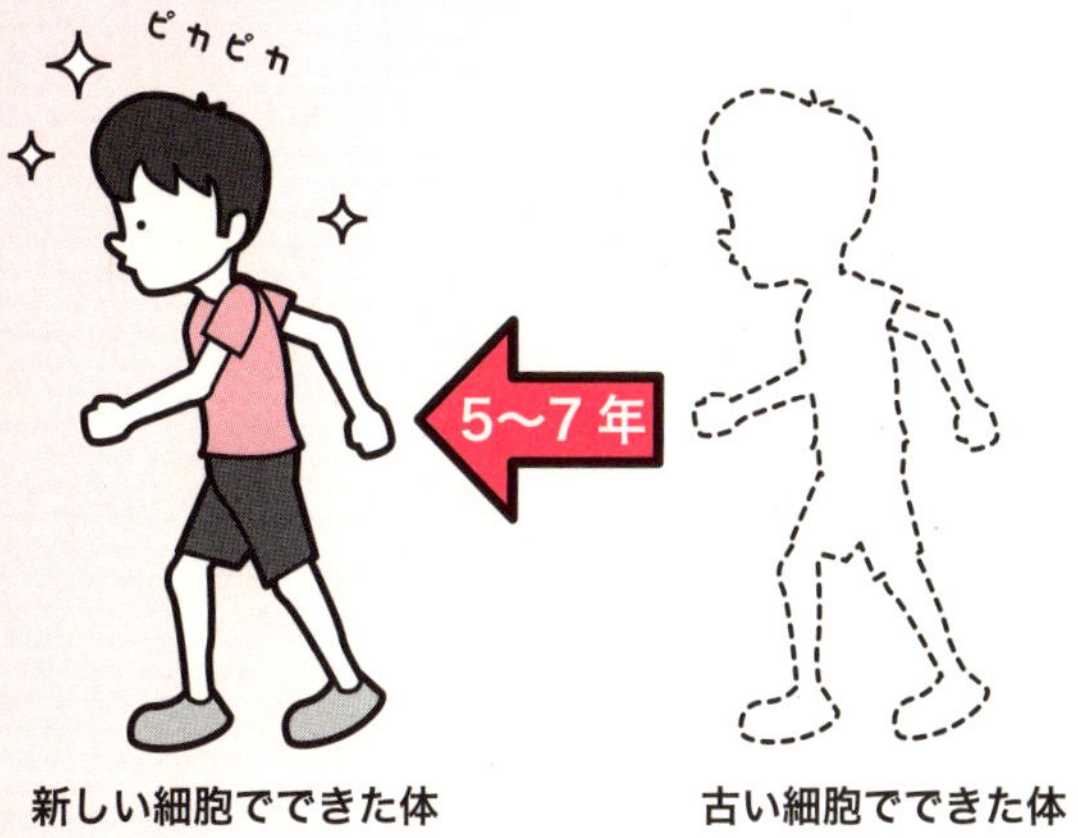
ピカピカ
5〜7年
新しい細胞でできた体
古い細胞でできた体

細胞が生まれ変わる周期は、胃腸が5日周期、心臓が22日周期、肌が28日周期、骨が90日周期と体の部位により異なっています。脳細胞を含めた神経細胞は原則、入れ替わることはありませんが、正しく新陳代謝が行われている場合、5年〜7年ですべての細胞が生まれ変わるといわれています。ただ、この周期は年齢を重ねると共に遅くなっていきます。

いずれにしても、人間の体にはこのサイクルが備わっているからこそ、新鮮な体を維持していくことができるのです。

第四章　皮膚・血管・細胞系のナゾ

体の中で一番汚い場所は？

ムレることで細菌が増殖しやすい足

汚い場所を細菌が存在する数の多さという定義で表した場合、どこが一番汚い場所になるのでしょう。多くの人は、肛門や爪の間、口の中、耳の穴、鼻の穴、陰部などを想像すると思います。しかし、これらの中に正解はありません。実は、人体で一番汚い場所は「足」。正確には、足の指の間なのです。

ある仕事場の職員の各部位に滅菌ガーゼを付け、1日仕事をしてもらった後、ガーゼにどれだけの細菌が付着していたかを調べました。その結果、一番細菌が少ない場所に比べて、約140倍もの細菌が足の指の間には存在していたといいます。このときの実験結果では約140倍という数字が出ましたが、実際には

足の指が最も不潔

水虫の原因となる白癬菌《はくせんきん》は、皮膚の代謝以上のスピードで浸食します。感染に気付いたら病院で薬をもらい、足を清潔に保つことが重要です。

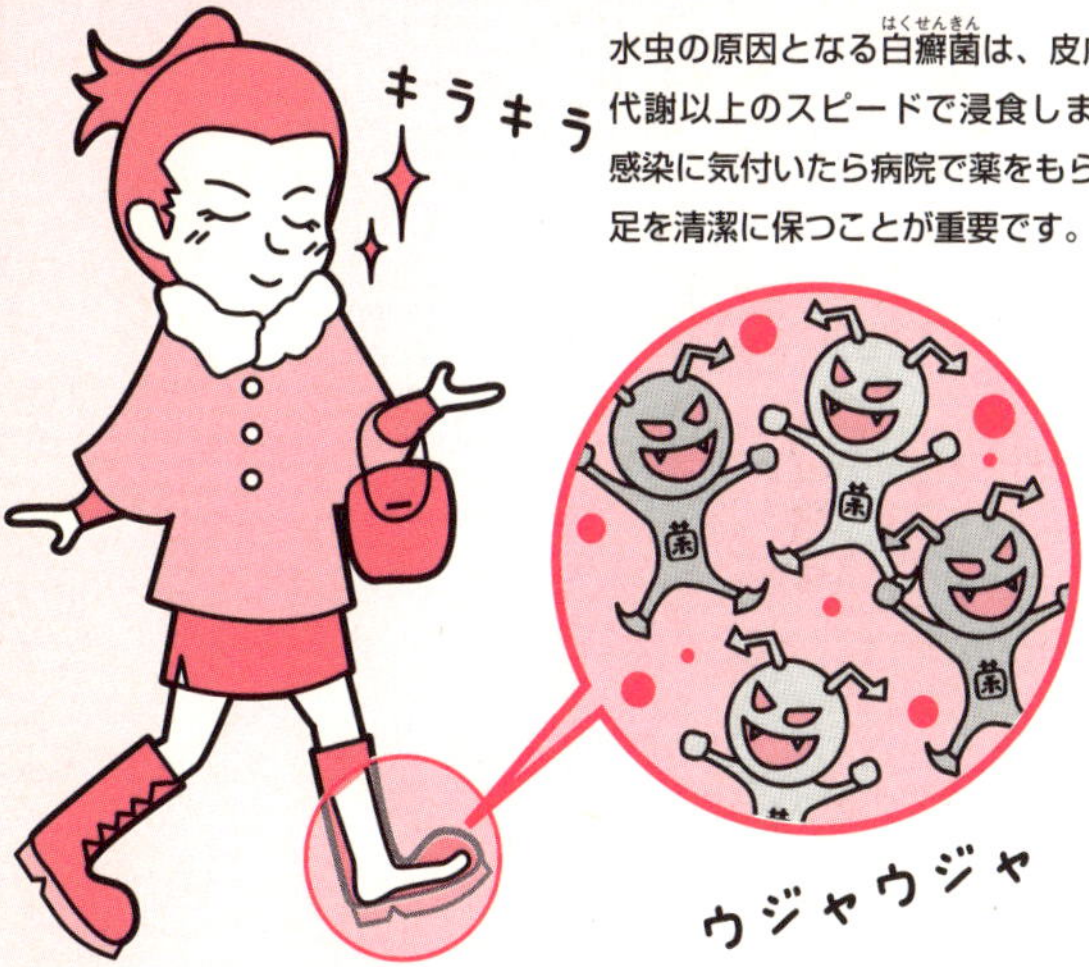

一番細菌の少ない肩や腕に比べて、約700倍もの細菌が存在するようです。

その理由は簡単で、靴の中はムレて温度と湿度が高いため、細菌が繁殖しやすいからです。考えてみれば、人間の部位で靴の中ほどムレる場所はありません。冬になるとブーツを履く女性が増えますが、見た目は可愛くオシャレでも、中は細菌だらけだと思うとちょっと見方が変わってしまいそうです。

第四章　皮膚・血管・細胞系のナゾ

なぜ思春期にニキビができやすい？

大人になってからできるものは〝吹き出もの〟

ニキビとは、毛穴がホルモンと細菌と皮脂の相互作用によって炎症を起こしてできる、皮膚の炎症疾患のことをいいます。そのため、皮脂が多く分泌される顔にできやすいとされています。顔にできやすいという言い方には少し語弊があり、実はニキビは胸や背中など顔以外の部分にもできます。ただ、世間一般には「顔に発生するもの」をニキビと呼んでいるのです。

では、なぜ思春期にできやすいのか。その原因は諸説ありますが、過剰に分泌された皮脂との関係や、幼児期の体型から、大人の体型に変化する過程で、余分な筋肉や脂肪が取れていくときにできると考えられています。脂肪のときは白い

ニキビのできかた

［正常な肌］
皮脂がスムーズに毛穴から排出されている状態です。

［ニキビ］
毛穴に皮脂がつまり内部に細菌が繁殖して、炎症を起こします。

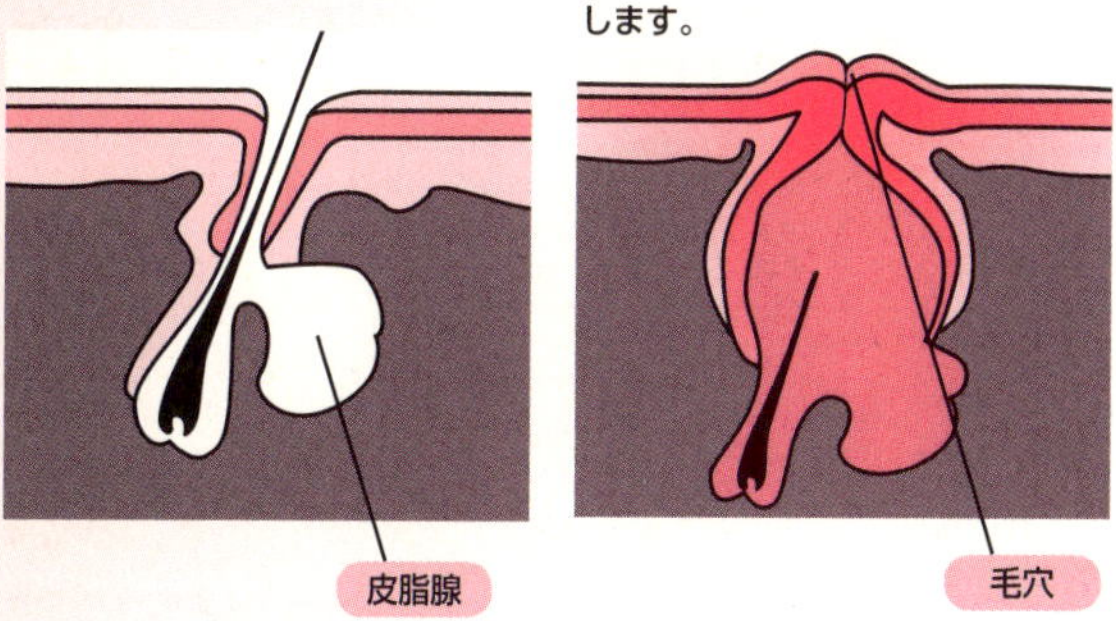

脂肪の塊が取れやすいのですが、筋肉のときは赤く発疹《ほっしん》となり無理に取ろうとすると血液が出てきます。その際、皮膚常在菌や手が不衛生な場合、雑菌により炎症を起こすと考えられています。

なお、ニキビは何も思春期だけにできるものではありません。大人になってからも、少なからず皆さんの顔にもできているはずです。ただ、ひとつだけ違うことがあります。それは呼び方です。青年時代にできるものはニキビと呼びますが、成人すると一般的に「吹き出もの」と呼ぶのです。

第四章 皮膚・血管・細胞系のナゾ

蚊に刺されるとなぜかゆくなるのか？

蚊の唾液成分に対する人体のアレルギー反応

夏になると出没し出す蚊。寝ているときに耳のそばで鳴る「ブ～ン」という音に、悩まされる人も少なくないでしょう。また、刺されやすい人と全然刺されない人の違いは何？　というテーマはよく持ち上がる話題です。では、蚊に刺されるとなぜかゆくなるのでしょう。

蚊に刺されるとかゆくなるのは、刺されたときに注入される蚊の唾液《だえき》によってアレルギー反応が起こるためです。

蚊の唾液にはヒスタミンという物質が含まれています。そのヒスタミンに対して人間の体がアレルギー反応を起こすと、かゆみの原因となります。

蚊の唾液には痛みを和らげる効果があり、人が蚊の針に刺されても痛みを感

かゆみの原因はヒスタミン

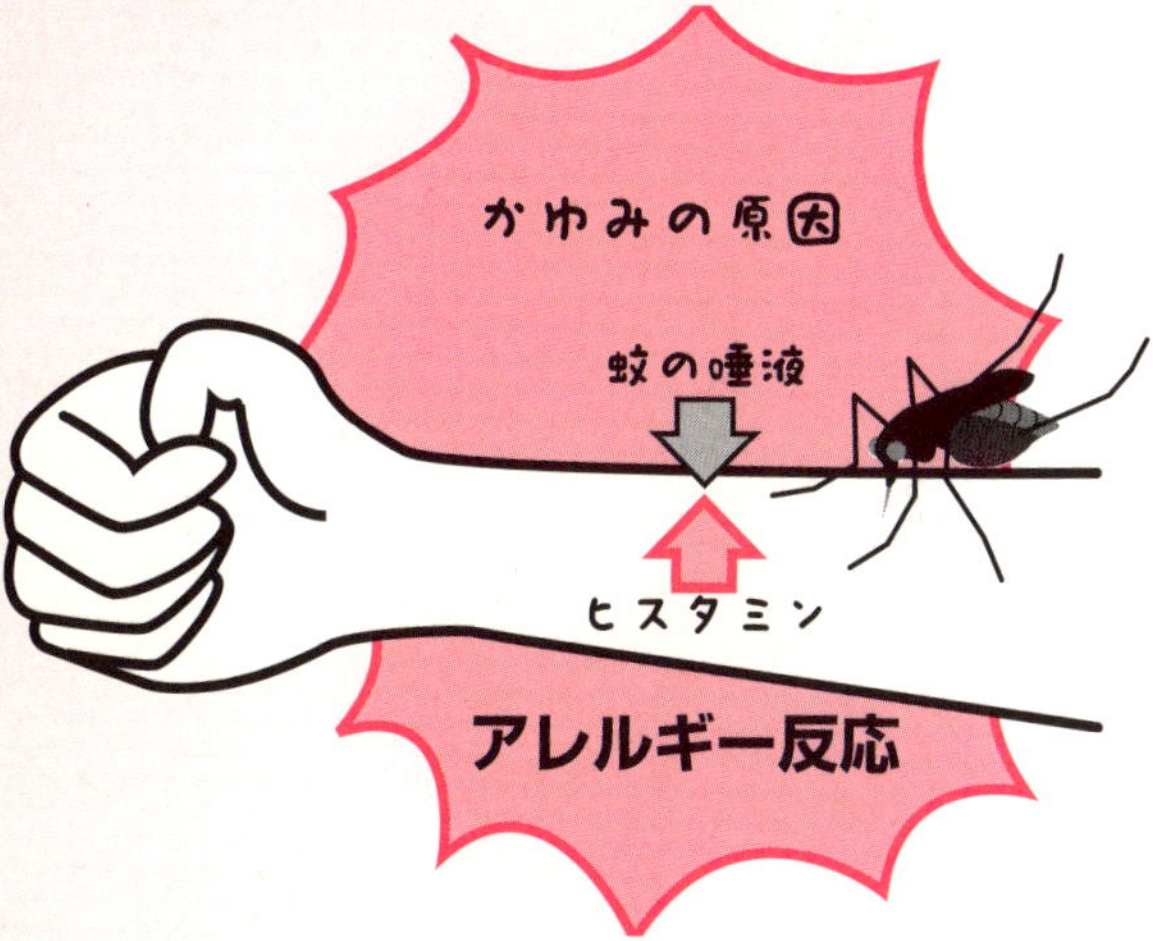

じさせないよう人に麻酔をかけて、自分の身を守っているのです。また、人の血は空気に触れると固まりはじめますが、蚊の唾液には血を吸っている最中に血が固まり出すのを防ぐ効果があるそうです。これにより血で針の中が詰まったり、針が抜けなくなるのを防いでいるのです。

ちなみに、蚊は飛んでいるとき、1秒間に520回以上も羽を羽ばたかせています。それだけ高速で羽を動かしていれば、蚊独特の「ブ～ン」という音がなるのもうなずけます。

人間の毛が伸びる速さはどのくらい？

個人差はあるがひげが一番早く伸びる

人体にはさまざまな場所に毛が生えています。しかし、毛の質も違えば、太さも、伸びる速さも場所によってまちまちです。では、人体の毛は一日にどれくらい伸びているのでしょう。

まず髪の毛ですが、美容師さんも学んでいるように、基本的に1ヶ月で1㎝～1・5㎝伸びるといわれています。すなわち、1日あたり0・3㎜～0・5㎜ほど伸びるということです。誤差があるのは、個人差によるものであったり、頭髪でも場所によって生える速さが違うということです。この数字は基本的に頭の上部（天辺付近）の髪の毛を指しており、それよりも下の周りの部分は伸びるのが遅いとされています。理由は、上部が女性ホル

体毛が伸びる速さ

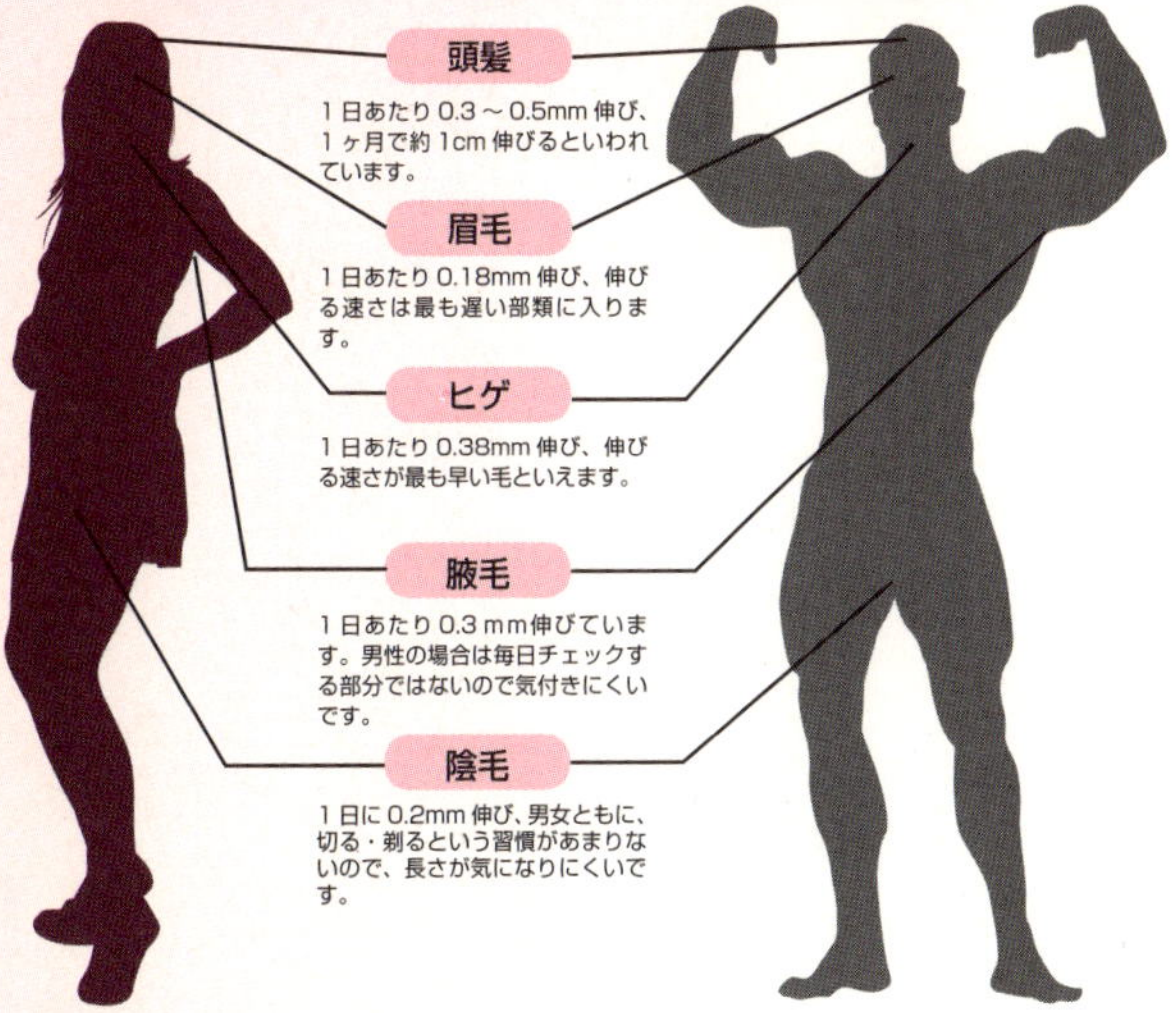
頭髪
1日あたり0.3～0.5mm伸び、1ヶ月で約1cm伸びるといわれています。
眉毛
1日あたり0.18mm伸び、伸びる速さは最も遅い部類に入ります。
ヒゲ
1日あたり0.38mm伸び、伸びる速さが最も早い毛といえます。
腋毛
1日あたり0.3mm伸びています。男性の場合は毎日チェックする部分ではないので気付きにくいです。
陰毛
1日に0.2mm伸び、男女ともに、切る・剃るという習慣があまりないので、長さが気になりにくいです。

モンの支配下にあり、回りの部分は甲状腺ホルモンの支配下にあるからです。ハゲている人でも、周りの毛が無くなりにくいのは、このためとされています。

その他の部分では、ひげが0・38㎜、脇毛が0・3㎜、眉毛が0・18㎜、陰毛が0・2㎜1日に伸びるといわれています。もちろん、個人差はあります。ちなみに、爪が伸びる速さは1日0・1㎜とされています。それぞれの毛が生え変わる寿命は、頭髪が4～6年、ひげが2～3年、眉毛が2～6ヶ月、陰毛が1～2年といったものです。

なぜ献血の血液はいつも不足しているのか？

血液は長期間の保存ができない

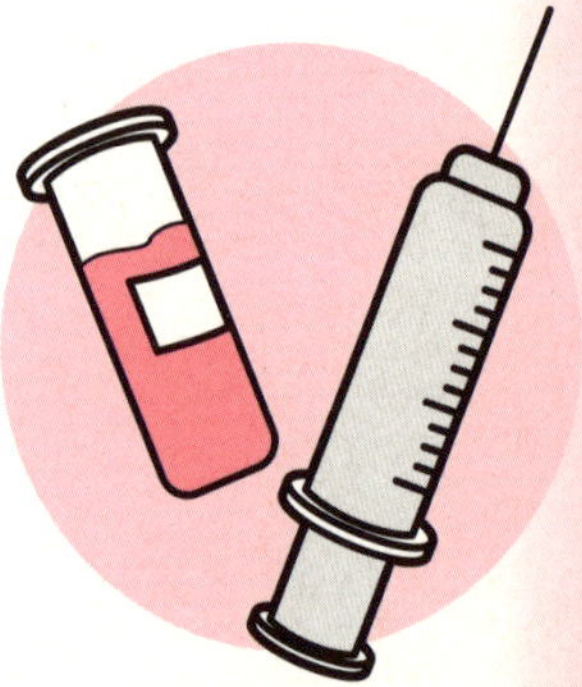

血液がいつも不足しているのは、輸血した血液を長期間保管することができないためです。

献血で採られた血液は、そのまま利用されるのではなく、用途によって成分に分けられます。現在、輸血用血液は主に「赤血球製剤」「血漿製剤」「血小板製剤」の３種類に分けられ、それぞれ有効期限が定められています。血小板製剤は採血後４日間で、その他も検査時間を除くと使用可能な期間は実質的に３日ほどです。

このことから血液製剤の保管量の目安は、３日間で使用される量とされています。このような理由で、血液はいつも不足しているといえるのです。また、冬季には風邪などで体調を崩す人が多く、服薬等の理由から献血できる人数が減少し、いつにもまして不足することがあり、献血が非常に重要になります。

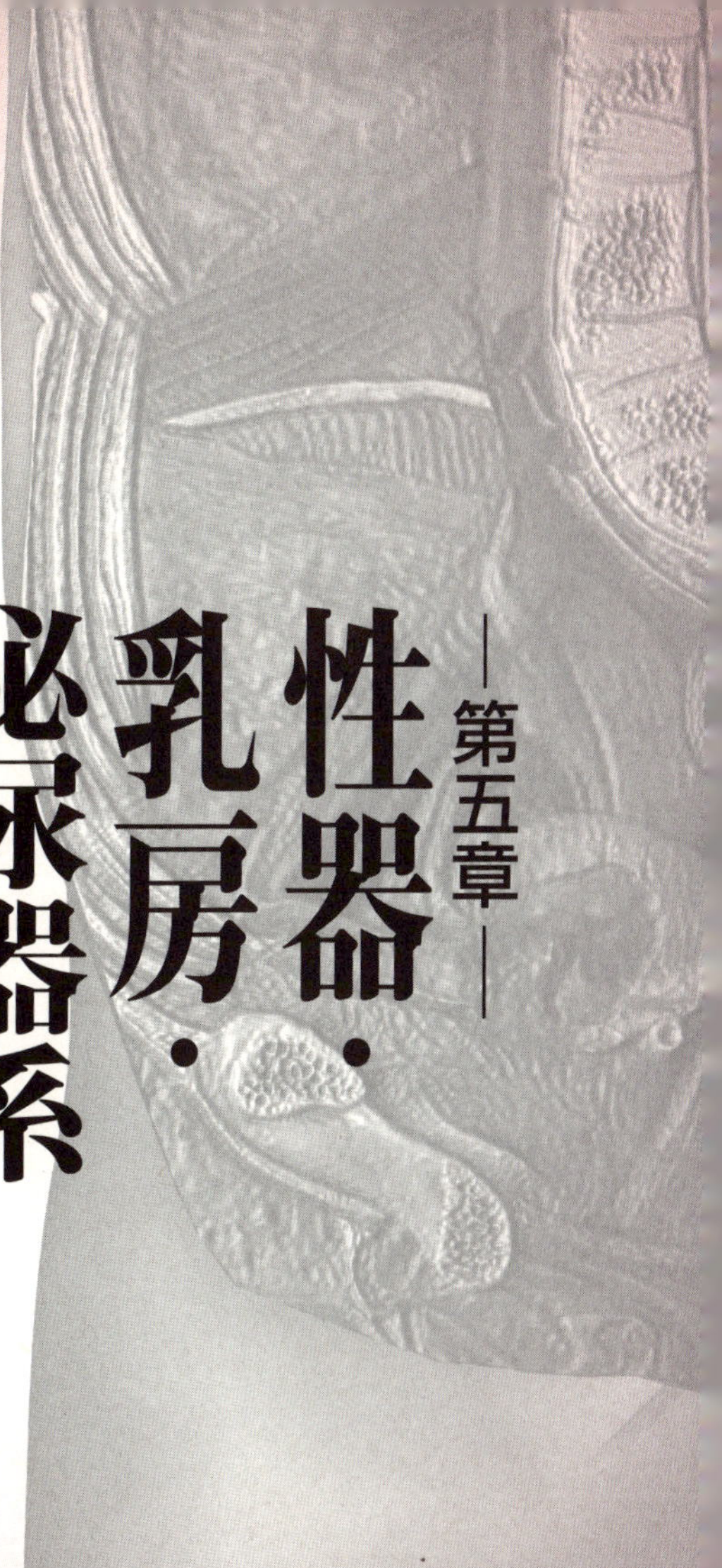

第五章

性器・乳房・泌尿器系のナゾ

胸は揉むと大きくなるって本当？

胸が大きくなるのは思春期や妊娠時

女性の胸は90％が脂肪組織でできています。乳房内の脂肪量の違いがすなわち胸の大きさの違いということです。女性スポーツ選手の胸が全体的に小さいのは、鍛えていて筋肉質であり、脂肪の量が少ないからです。

女性の乳房の発達に関係する因子は遺伝、女性ホルモン、栄養状態などがあり、個人差はありますが、胸の大きくなり始める時期は9歳から14歳までの思春期の頃です。この時期を逃すと、次に胸が大きくなるのは妊娠時のみとなります。

さて、世の男性がいう「胸は揉むと成長する」という説は、女性が恋愛状態になると女性ホルモンが分泌され、それによりバストアップが期待できるのではな

胸の成長のしくみ

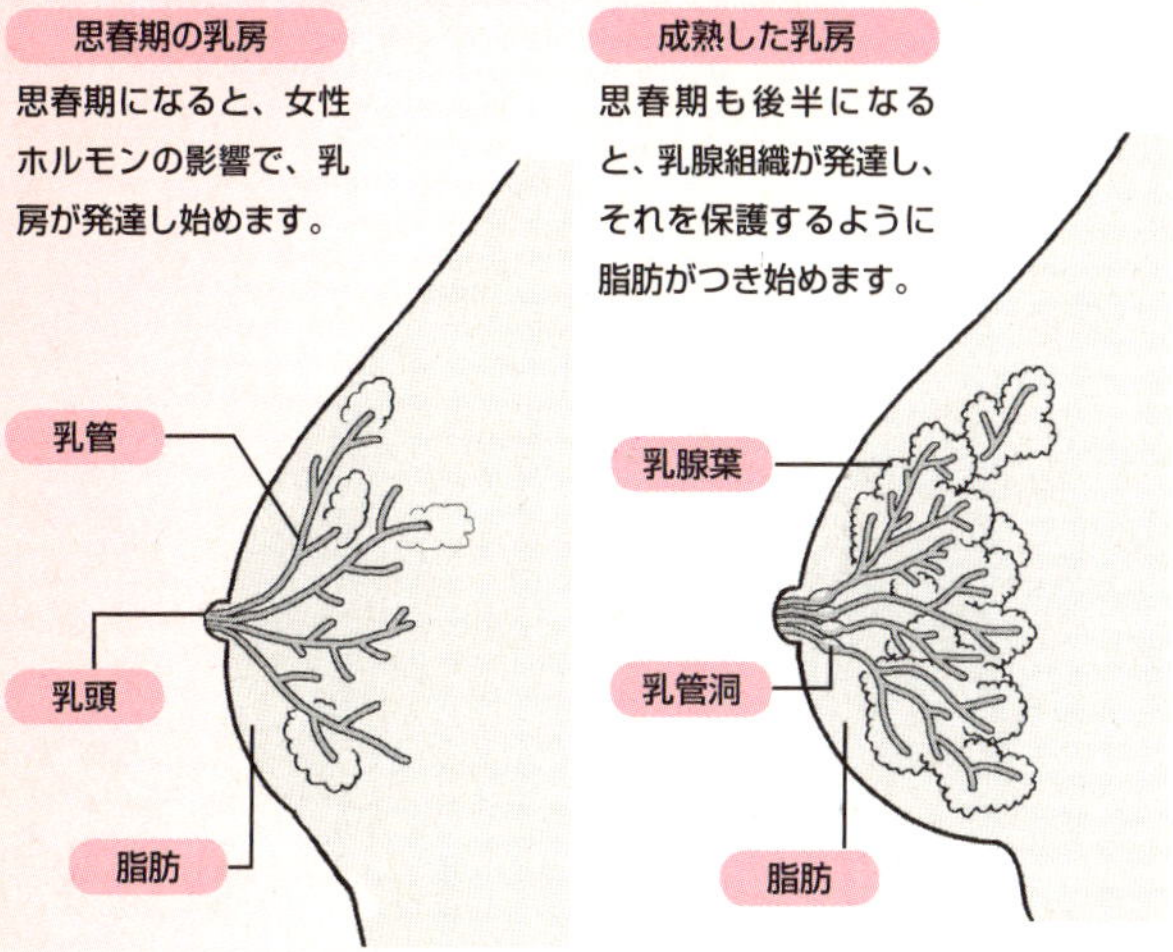

思春期の乳房
思春期になると、女性ホルモンの影響で、乳房が発達し始めます。
乳管
乳頭
脂肪
成熟した乳房
思春期も後半になると、乳腺組織が発達し、それを保護するように脂肪がつき始めます。
乳腺葉
乳管洞
脂肪

いか、というものですが、残念ながらこの説は誤りといえます。恋愛によって女性ホルモンが増えるといっても、胸が大きくなるほどではないからです。そのかわり、肌の潤いと柔軟性のアップ効果や自律神経の安定など健康状態の向上が期待できます。

このような健康状態を保つために、女性ホルモンと極めて似た成分を食事から摂ることも可能です。それは大豆や豆類に含まれるイソフラボンという成分で、イソフラボンの働きは女性ホルモンのエストロゲンにとてもよく似た効果が得られることがわかっています。

第五章　性器・乳房・泌尿器系のナゾ

緊張するとお腹が痛くなるのはなぜ？

腸で水分が吸収されないまま便が送り出される

通常、人間の排便は1日1度でこと足ります。しかし精神的なストレスを感じると、頻繁に腹痛があり、催します。この症状を過敏性腸症候群《かびんせいちょうしょうこうぐん》といいます。症状には、いくつかのパターンがありますが、最も多いのが下痢です。ストレスにより腸が過敏に働くと、血管や筋肉が収縮し血液の流れが悪くなります。すると酸素が足りなくなり、痛みを訴える物質が出て神経を刺激します。これが腹痛の原因です。また、腸内で水分が吸収されないままの便が直腸に送り出されると、下痢となります。これが何度も続くと、ストレスから下痢への反応が敏感になり、少しのストレスでも腹痛を起こしやすくなってしまうのです。

ストレスが腸を刺激する

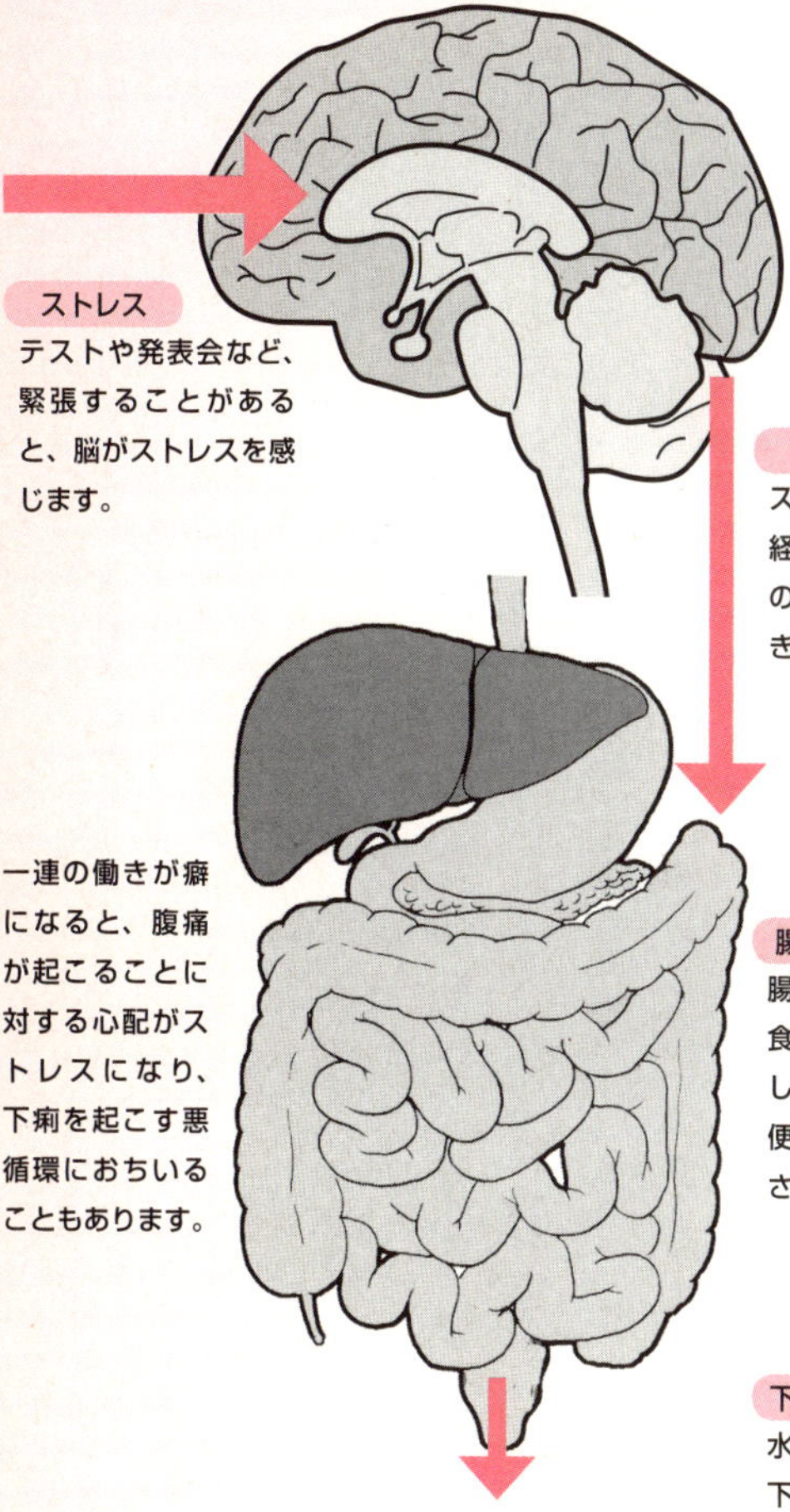

ストレス

テストや発表会など、緊張することがあると、脳がストレスを感じます。

自律神経

ストレスは自律神経を通じて、神経の多い腸にまで届きます。

一連の働きが癖になると、腹痛が起こることに対する心配がストレスになり、下痢を起こす悪循環におちいることもあります。

腸が活発化

腸が過敏に動き、食物の水分を吸収しきれないまま、便が直腸に送り出されます。

下痢が起きる

水分の残った便は下痢となり排出されます。

第五章　性器・乳房・泌尿器系のナゾ

男女の産み分けは可能なのか？

人工授精で産み分けはほぼ成功する

男女の産み分けの方法には、昔からさまざまな意見が交わされてきました。しかし、これらの方法は、あくまでも確率を上げるためのもので、確実に産み分けるには至りませんでした。しかし、体外受精をすることで、今ではほぼ確実に産み分けることができるのです。

体外受精とは、体内で行われるはずの、卵子と精子の受精を体の外で行い、受精した受精卵を子宮内に戻す方法です。では、なぜこの方法でできるのでしょうか。

その秘密は精子にあります。精子には性別を分ける染色体があり、その染色体に含まれているＤＮＡの量に男女で違いがあるのです。これによって、男の子の精子と女の子の精子を見分けることが

体外受精のしくみ

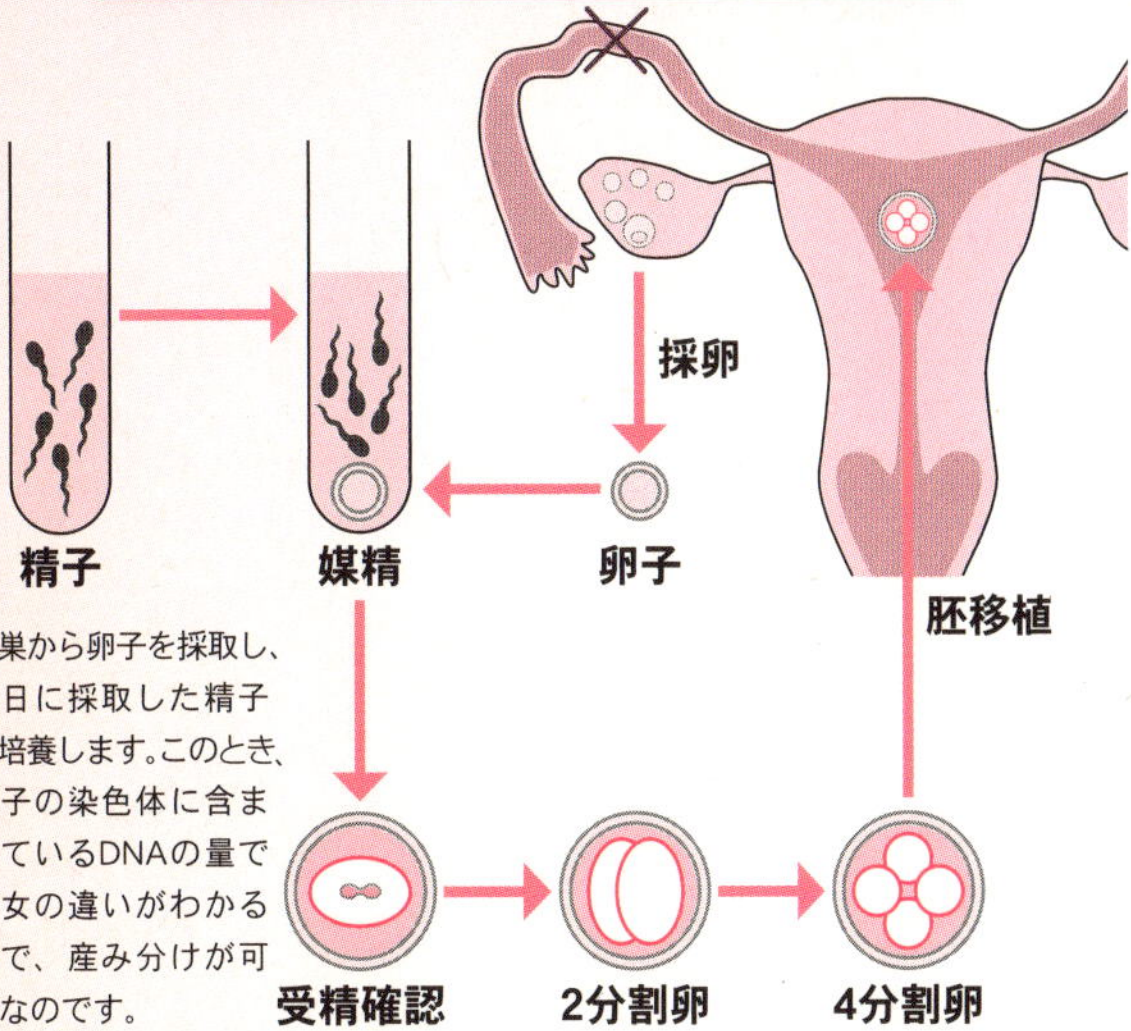

卵巣から卵子を採取し、同日に採取した精子と培養します。このとき、精子の染色体に含まれているDNAの量で男女の違いがわかるので、産み分けが可能なのです。

できるのです。その正確さは90%ともそれ以上ともいわれています。ただし、受精卵を子宮内に戻せば、100%妊娠するわけではありません。産み分けの確実性は高いのですが、妊娠率は20～25%とあまり高くないのです。そのため、1回数十万円という体外受精を何度も受けなければならない可能性もあります。また、薬による副作用や頻繁に病院に行かなければいけないなど、生活に制限も出てきます。もし産み分けを考えている人がいるのであれば、夫婦でよく考えて決断する必要があるのではないでしょうか。

第五章　性器・乳房・泌尿器系のナゾ

精子の数に限界はあるのか？

女性のチャンスは約四百回、男性は無限!?

女性の場合、卵子の元となる原始卵胞が成熟して卵子となり、初潮がきて閉経するまでの妊娠出産可能期間に、約四百個の卵子が排卵されるとされています。では、男性の精子の製造に限界はあるのでしょうか？

男性の精巣では、十歳くらいから精子を作り始め、一日に約五千万～数億匹というとてつもない数を死ぬまで毎日作り続けます。したがって、精子の製造には限度がないということになります。

例えば、一日に一億匹の精子を製造したとして、八十歳まで生きた場合は、死ぬまでに約二兆五千億匹もの精子が製造されることになるのです。もしあなたが一人っ子の場合、結果的にその中のわ

睾丸のしくみと働き

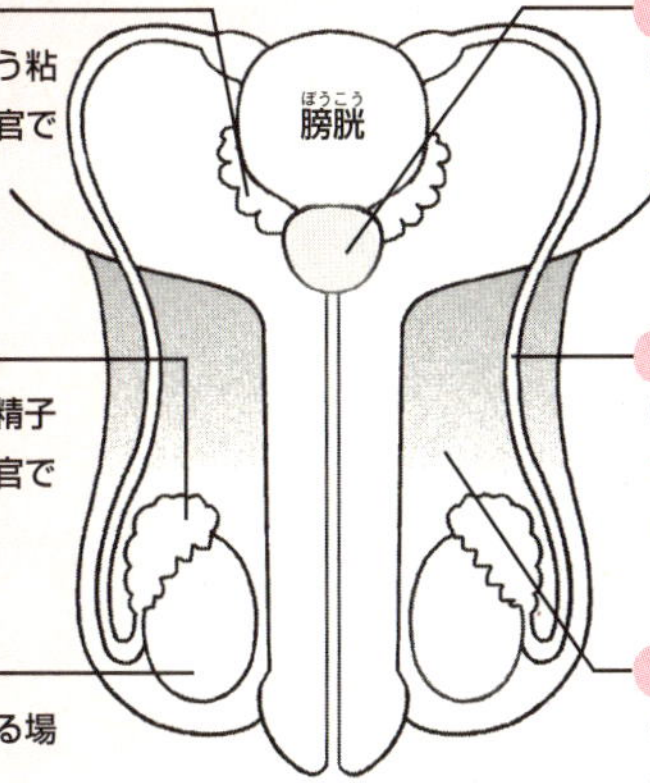
精嚢《せいのう》
精子と混ざり合う粘液を分泌する器官です。
膀胱《ぼうこう》
前立腺
乳白色の粘液が分泌され、精子と混ざり精液となります。
副睾丸《こうがん》
睾丸で作られた精子を成長させる器官です。
精管
精子はこの管を通って膀胱の後ろにたどり着きます。
睾丸
精子が生産される場所です。
陰嚢《いんのう》
睾丸が収められた袋です。

ずか一個の精子（二兆五千億分の一）が、四百個の中の卵子一個と受精して産まれたことになります。そう考えると、生命の誕生が、いかに神秘的で奇跡であるかということがよくわかります。

また、女性は閉経すると卵子が排卵されなくなり、妊娠することができなくなります。と同時に、子供を授かることが物理的に無理になってしまうのです。しかし、男性の場合は、死ぬまで精子が製造され続け、死ぬまで射精することもできます。すなわち、何歳になっても、子供を授かることができるのです。

第五章　性器・乳房・泌尿器系のナゾ

女性の生理周期が伝染する秘密

フェロモンが生理周期を似通わせる

寮で一緒に生活している女性の月経周期が同調する現象を、寄宿舎《きしゅくしゃ》効果（ドミトリー効果）といいます。これはなにも寮に限ったことではなく、母親と娘の間などでも起こる現象です。

生理周期が似通ってくるのは、フェロモンによるものだといわれており、腋《わき》のアポクリン腺から分泌される物質の臭いを別の女性に嗅がせると、生理周期がそのフェロモンの持ち主に近づくという実験結果も報告されています。

このような現象が起きる理由はまだ解明されていませんが、同じコミュニティに住む女性の排卵周期が重なれば、同時期に妊娠しやすく、また子育ても協力して行いやすいからといわれています。

生理（月経）のしくみ

排卵

月経から２週間ほど経過すると、黄体形成ホルモンの働きで卵包が破裂し、受精可能な卵子が排出され卵管に入っていきます。

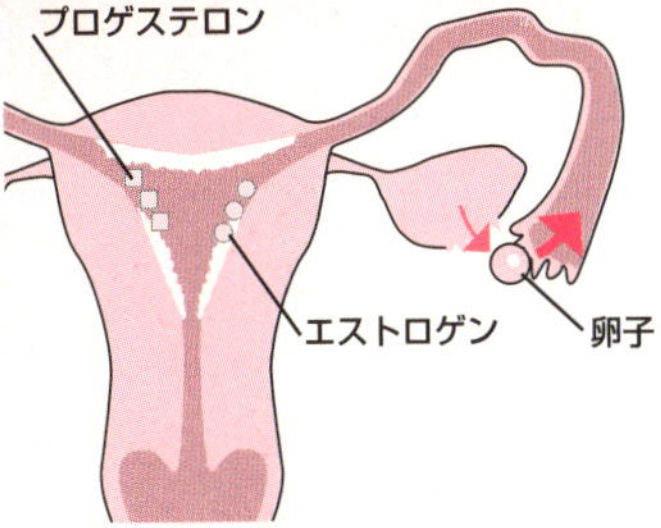
プロゲステロン
エストロゲン
卵子

月経

一定期間受精しなかった卵子は体内に吸収され、子宮内膜ははがれ落ち、血液と共に体外へ排出されます。この一連の動きが28日周期で行われます。

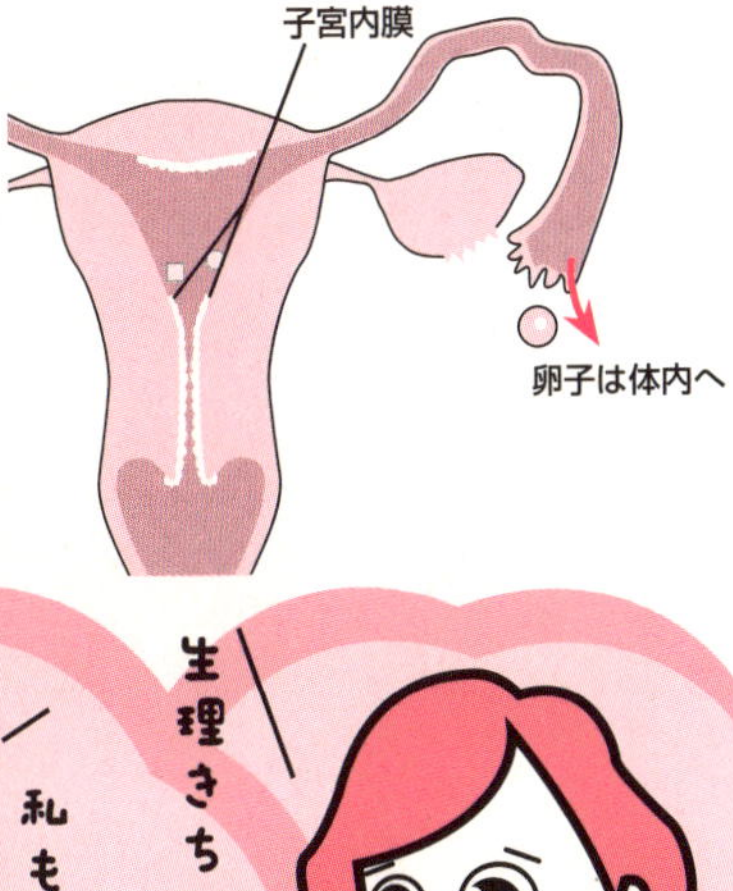
子宮内膜
卵子は体内へ

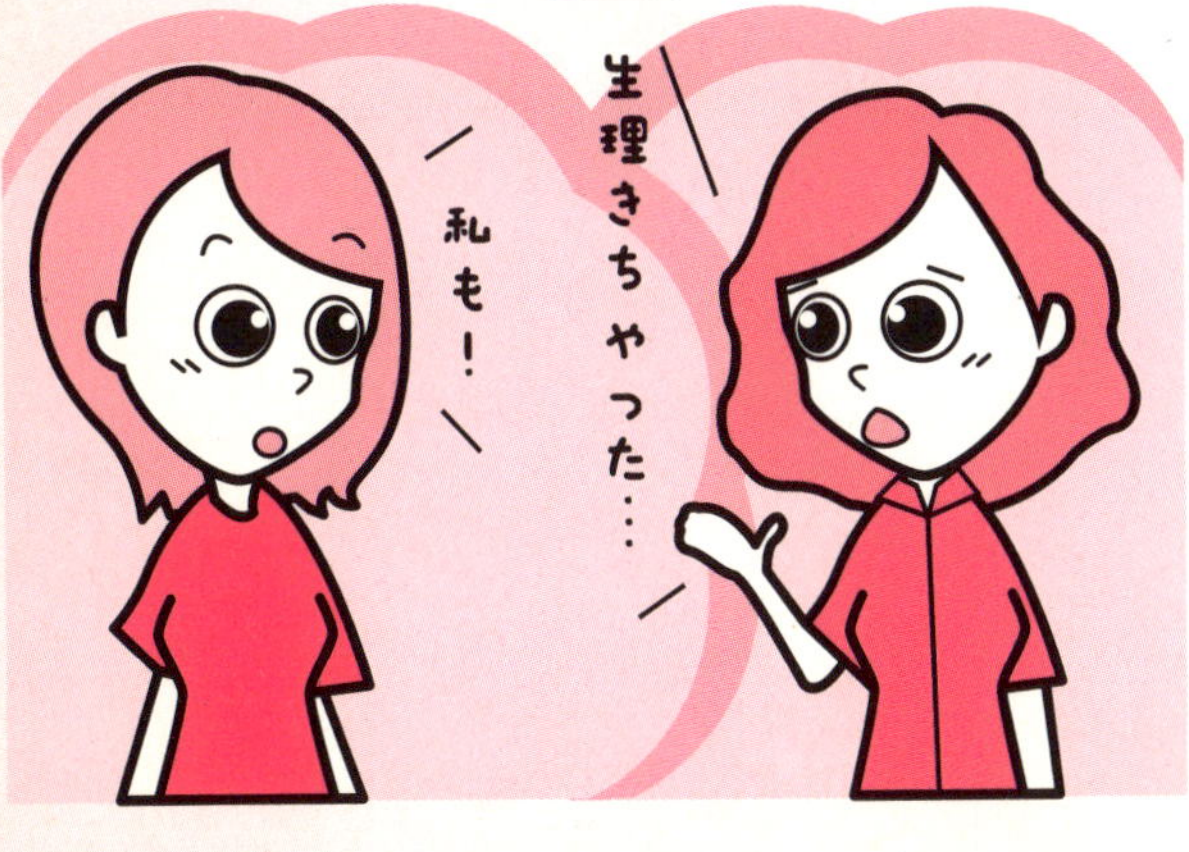
生理きちゃった…
私も！

女性の乳首が黒くなる理由

母親になる女性に必ず起こる現象

乳首の色が黒くなるのは主に女性が妊娠をしたときで、赤ちゃんの吸引にそなえ皮膚を強くすることによって起こるメラニンの増加による色素沈着《しきそちんちゃく》が原因です。

これはホルモンのバランスが崩れることによって起きるもので、程度の差はあるものの、妊娠した母親には必ず起きる現象です。

では、乳首の色が薄くなることはあるのでしょうか？　という疑問に対しては、老化によって、皮膚のメラニンの量が減少すると乳首の色素が薄くなることはありますが、おおむね加齢によって乳首の色は黒色に近づいて行くといえます。

また、性体験が豊富な人は乳首が黒いといわれることもありますが、これはよ

ホルモンバランスが崩れやすい時期

思春期
生理の始まる思春期は、ホルモンバランスが不安定になります。

妊娠時
ホルモンバランスが崩れやすく、乳首を強くするために色も濃くなります。

更年期
排卵の終わる更年期もホルモンバランスが崩れやすいので注意が必要です。

くある間違いで、他の人より皮膚の色が多少白いか黒いかという、生まれもった色素の違いでしかありません。

ホルモンバランスを正常に保つには、過度なダイエットやストレスを避け、規則正しい生活を送ることが重要です。また、先の妊娠時のように、思春期や更年期など女性の時期的な問題でホルモンバランスが崩れることもありますので、そのような時期には、特に注意が必要になります。色の違いも個性ですので気にしないことが一番です。

第五章　性器・乳房・泌尿器系のナゾ

おしっこは飲んでも害はない？

命に関わるわけではないが有害物も含まれる

遭難《そうなん》や災害など生命の危機から生還した人の中には、自分のおしっこを飲んで飢えをしのいだというエピソードが多数あります。人間が生きるためには水分補給が絶対不可欠ですが、排泄物《はいせつぶつ》であるおしっこは、飲んで体に害はないのでしょうか？　尿を排出することの意味は大きく分けて2つあり、老廃物の排出と体内の水分量の調節という役割を担っています。ヒトの場合、正常時の尿の成分は約98％が水で、残りの約2％は半分が尿素、その他は様々な固形物です。そのため、おしっこは一度の摂取で命に関わることはありませんが、微量ながら老廃物や有毒物が含まれているため、人体に有害性があるといわれています。

尿は腎臓で作られる

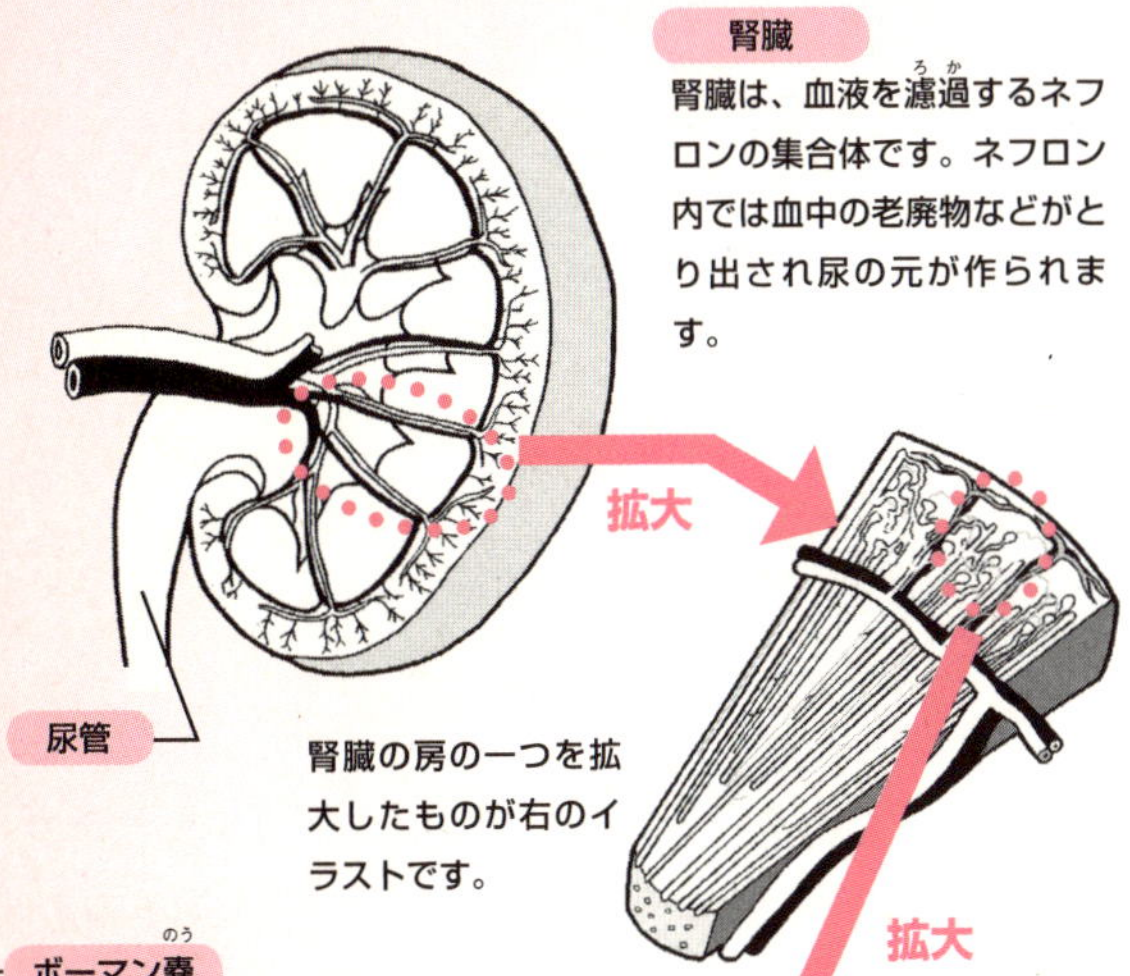
腎臓
腎臓は、血液を濾過《ろか》するネフロンの集合体です。ネフロン内では血中の老廃物などがとり出され尿の元が作られます。
拡大
尿管
腎臓の房の一つを拡大したものが右のイラストです。
拡大

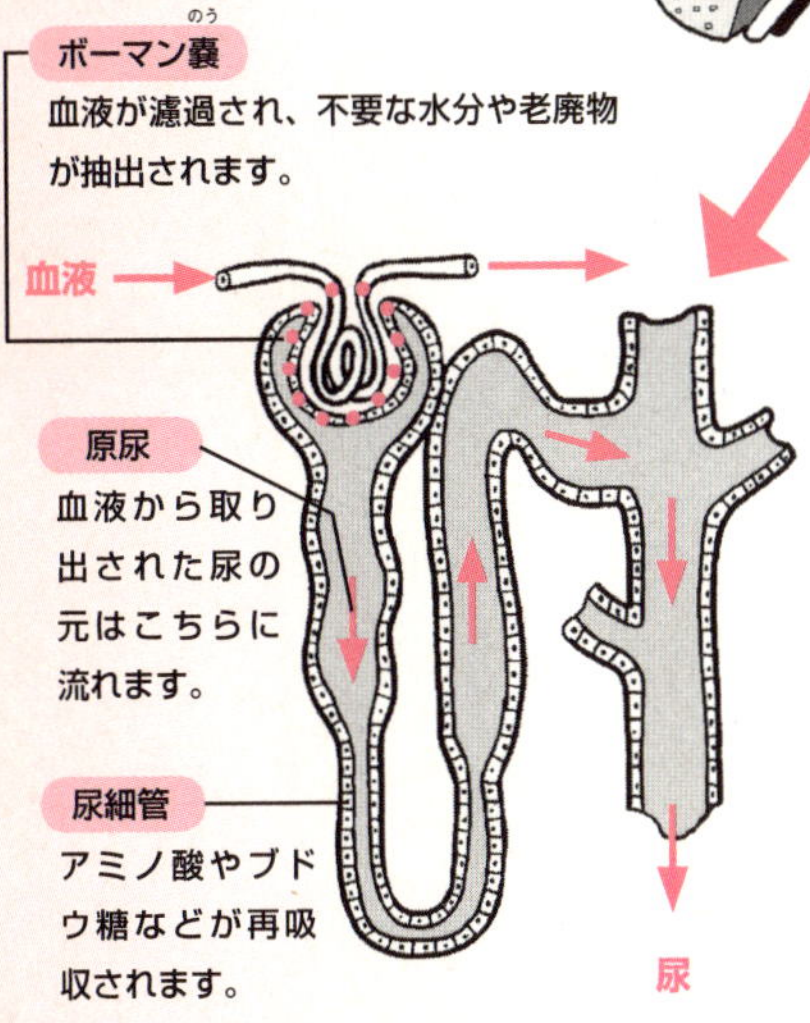
ボーマン嚢《のう》
血液が濾過され、不要な水分や老廃物が抽出されます。
血液
原尿
血液から取り出された尿の元はこちらに流れます。
尿細管
アミノ酸やブドウ糖などが再吸収されます。
尿

また、時間が経つにつれて特有のアンモニア臭が発生するのは、空気中の細菌によって尿素が分解されるためで、排泄まで尿は無菌・無臭です。

おしっこの色はなぜ毎回違う色なの？

水分の摂取量によって色が異なる

おしっこ（尿）は、腎臓で生産される液体の排泄物で、血液中の水分や不要物、老廃物からなります。哺乳類（特に人間）の尿は約98％が水で、残りの2％はタンパク質の代謝で生じた尿素と、微量の塩素、ナトリウム、カリウム、マグネシウム、イオン、クレアチニン、尿酸、アンモニア、ホルモンが含まれています。

おしっこの色はおおむね黄色ですが、水分が不足しているときはオレンジ色になり、短時間で大量の水を摂取したときなどは、薄い黄色になります。なお、肝臓での代謝物《たいしゃぶつ》ビリルビンが代謝され、ウロビリノーゲンを経て最終的な代謝物である黄色のウロビリンが排出されたときや、ビタミンB_2（リボフラビン）が排出

尿に含まれる成分

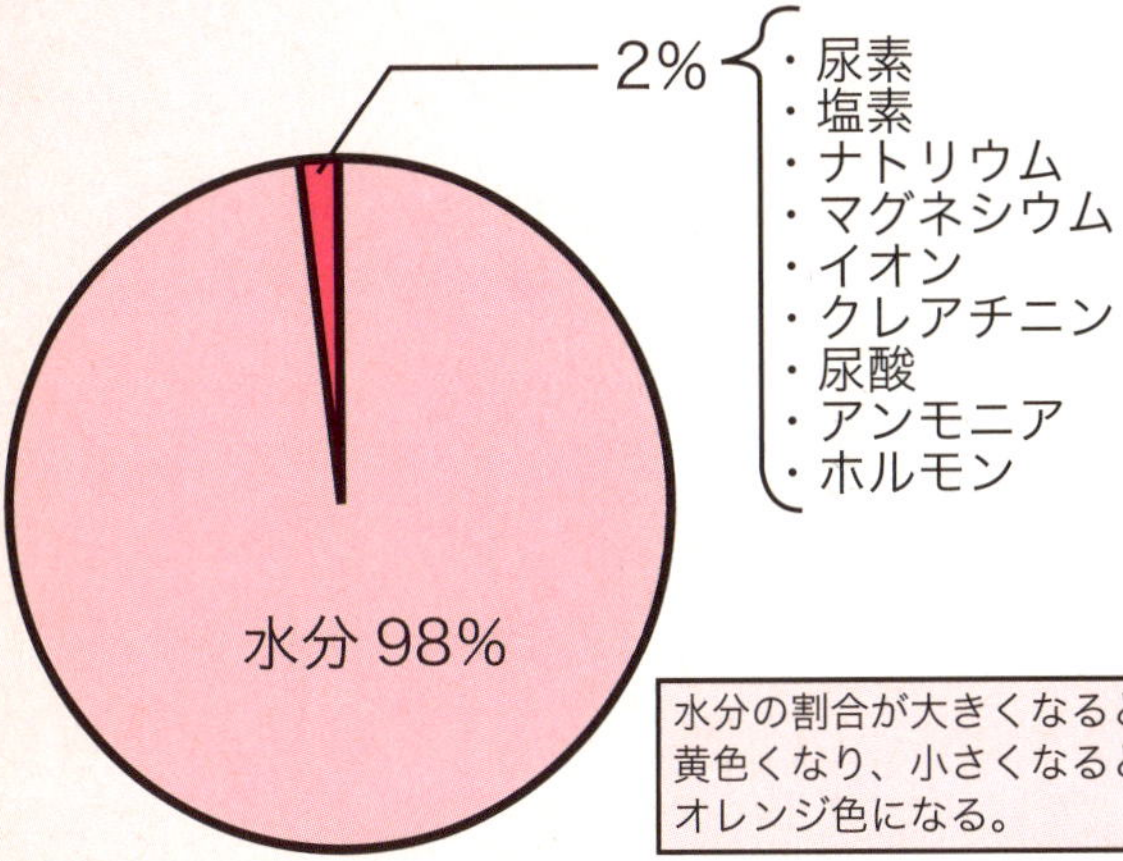

水分の割合が大きくなると黄色くなり、小さくなるとオレンジ色になる。

されたときもおしっこは黄色になります。よく「ビタミンをいっぱい摂ったからおしっこが真っ黄色だった」ということを聞きますが、リボフラビン以外のビタミンそのものは無色なのです。人間の場合、腎臓で生産された尿は、尿管を経由して膀胱《ぼうこう》に蓄積され、尿道口から排出されます。その日の水分摂取量にもよりますが、1日約1・5リットルの尿が生産されます。もし80歳まで生きた場合は、約35トンもの尿を生産することになるのです。ちなみに、これら尿の生産や排泄に関わる器官を泌尿器と呼びます。

第五章　性器・乳房・泌尿器系のナゾ

母乳はどうやって作られる？

血液がホルモンによって母乳に変えられる

女性は妊娠をすると、卵巣《らんそう》や胎盤《たいばん》から分泌されるエストロゲンやプロゲステロンの働きによって、乳房の中にある乳腺《にゅうせん》が発達し始め、母乳を生産する準備を行います。それと同時に、これらのホルモンは乳汁分泌ホルモンのプロラクチンに制限をかけ、妊娠中に母乳が分泌されないように抑制しています。

出産が終わり胎盤が排出されると、エストロゲンやプロゲステロンが急激に減少し、プロラクチンが乳腺に活発に働きかけて母乳の生産を始めるのです。ところで、母乳の成分ですが、これはズバリ血液です。プロラクチンは催乳ホルモンとも呼ばれており、血液を母乳に変えるときに活躍するホルモンでもあります。

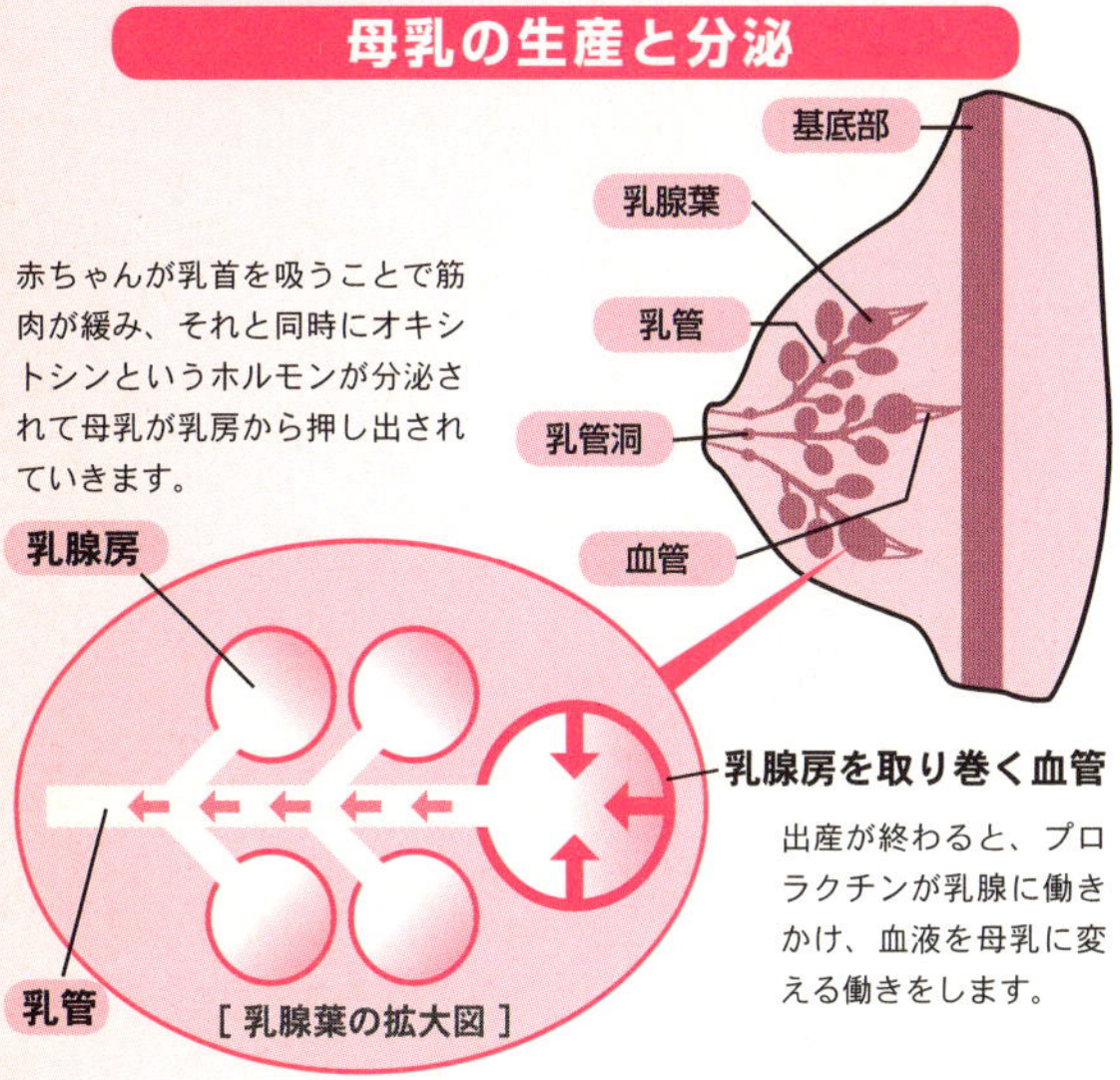
母乳の生産と分泌
基底部
乳腺葉
乳管
乳管洞
血管
赤ちゃんが乳首を吸うことで筋肉が緩み、それと同時にオキシトシンというホルモンが分泌されて母乳が乳房から押し出されていきます。
乳腺房
乳腺房を取り巻く血管
出産が終わると、プロラクチンが乳腺に働きかけ、血液を母乳に変える働きをします。
乳管
[乳腺葉の拡大図]

生産された母乳はいったん乳管洞に蓄えられますが、このとき母乳を溢れさせないように乳頭の筋肉は収縮しています。

そこで、赤ちゃんが乳首をくわえ、吸う刺激を与えることによって筋肉が緩み、同時にオキシトシンというホルモンが乳腺の周りの筋肉を収縮させて母乳を乳房から押し出します。このような原理によって、母乳が生産され、赤ちゃんは大切な母乳を飲むことができるのです。

第五章　性器・乳房・泌尿器系のナゾ

膀胱に溜められるオシッコの最大量は？

500mlペットボトル1本分！

腎臓からつながる尿管から送られてくる尿を溜める器官が膀胱《ぼうこう》です。おしっこを我慢していると感じるときは、この膀胱に尿を溜めこんでいる証拠です。

平均的な大人が膀胱に溜めておける尿の容量は、飲料用水などのペットボトルと同じ500ml程度です。ただし膀胱の大きさには個人差があり、排尿を我慢する傾向のある人は、通常よりやや大きくなっています。膀胱の容量の5分の4程度まで尿が溜まると、大脳に信号が送られ尿意を感じます。

頻繁にトイレに立っている人は、膀胱が小さくなるため、頻尿になりやすい傾向がありますので、尿意はある程度は我慢することも必要です。

膀胱のしくみ

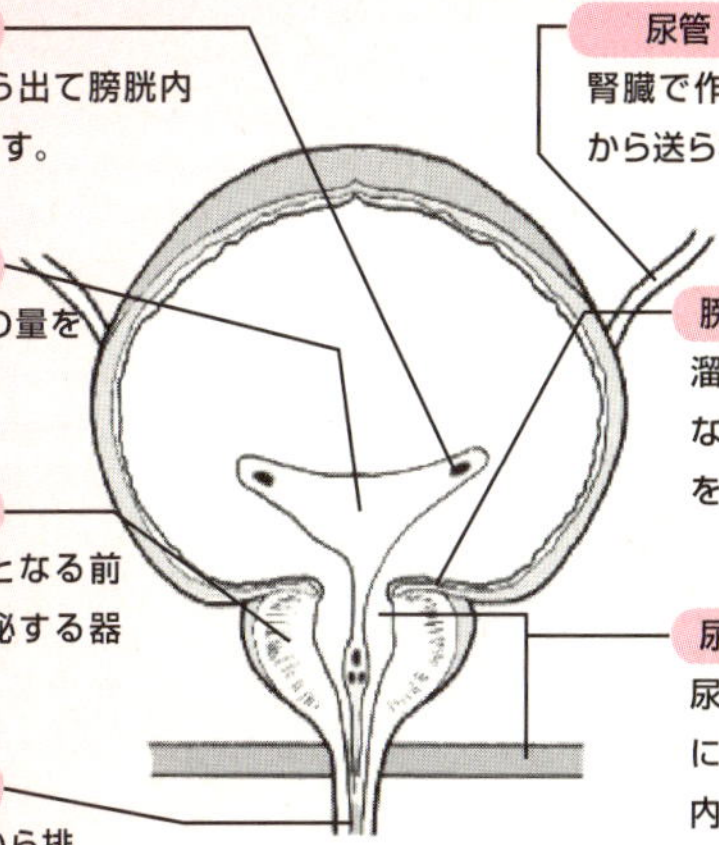

尿管口
尿はここから出て膀胱内に溜められます。

膀胱三角
膀胱内の尿の量を感知します。

前立腺
精液の材料となる前立腺液を分泌する器官です。

尿道
尿はこの管から排出されます。

尿管
腎臓で作られた尿がここから送られます。

膀胱括約筋
溜まった尿が漏れないよう門の役割をしています。

尿道括約筋
尿を我慢するときに閉まる括約筋《かつやくきん》は内と外の２カ所にあります。

膀胱の最大容量

通常は500mlですが、現在報告されている膀胱の最大容量は、ある女性が１リットル分の尿を我慢したとされています。これは500mlのペットボトル２本分の容量にあたります。

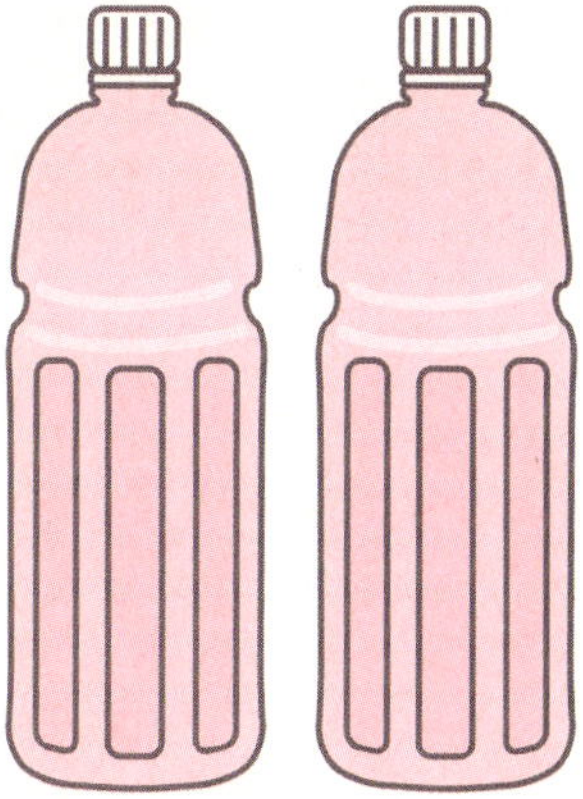

処女膜は何のためにある？

処女膜がある＝処女とは限らない

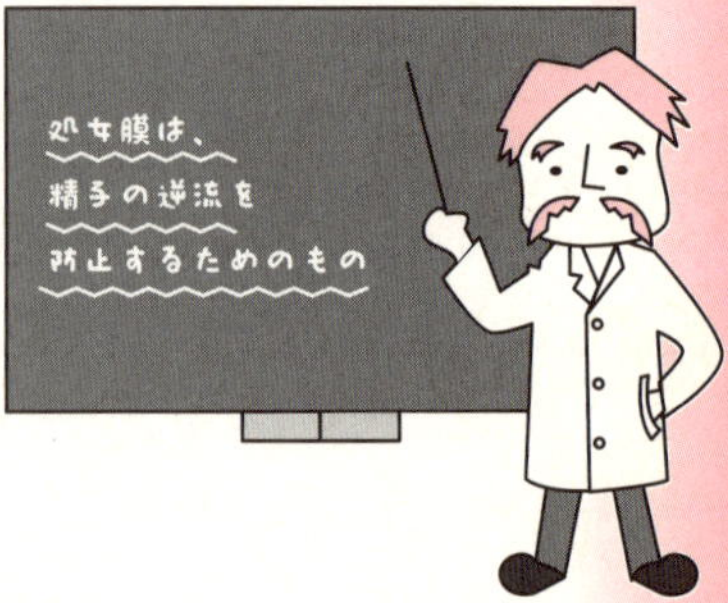

処女膜とは、女性の膣口《ちつぐち》にある壁状の器官です。その名前から、処女膜は女性が初めての性交で破れるものという認識をされていることが多いですが、スポーツなどの激しい動作で損傷することもあれば、性交をしても損傷しない場合もあります。処女膜の状態でその女性が処女であるかどうかを判断することはできないのです。

処女膜の役割について、生理学的な役割としては特にないという判断が下されているようです。しかし、ロシアの動物学者は、「精子の逆流を防止するためのもの」という説を強く説いています。これは、処女膜はどれだけ性交を重ねても完全に消滅することはなく、破れず残ったフチの部分が外に漏れる精液を受け止め、精子が子宮に届く確率が上がるような役割を果たしているのだとわれています。

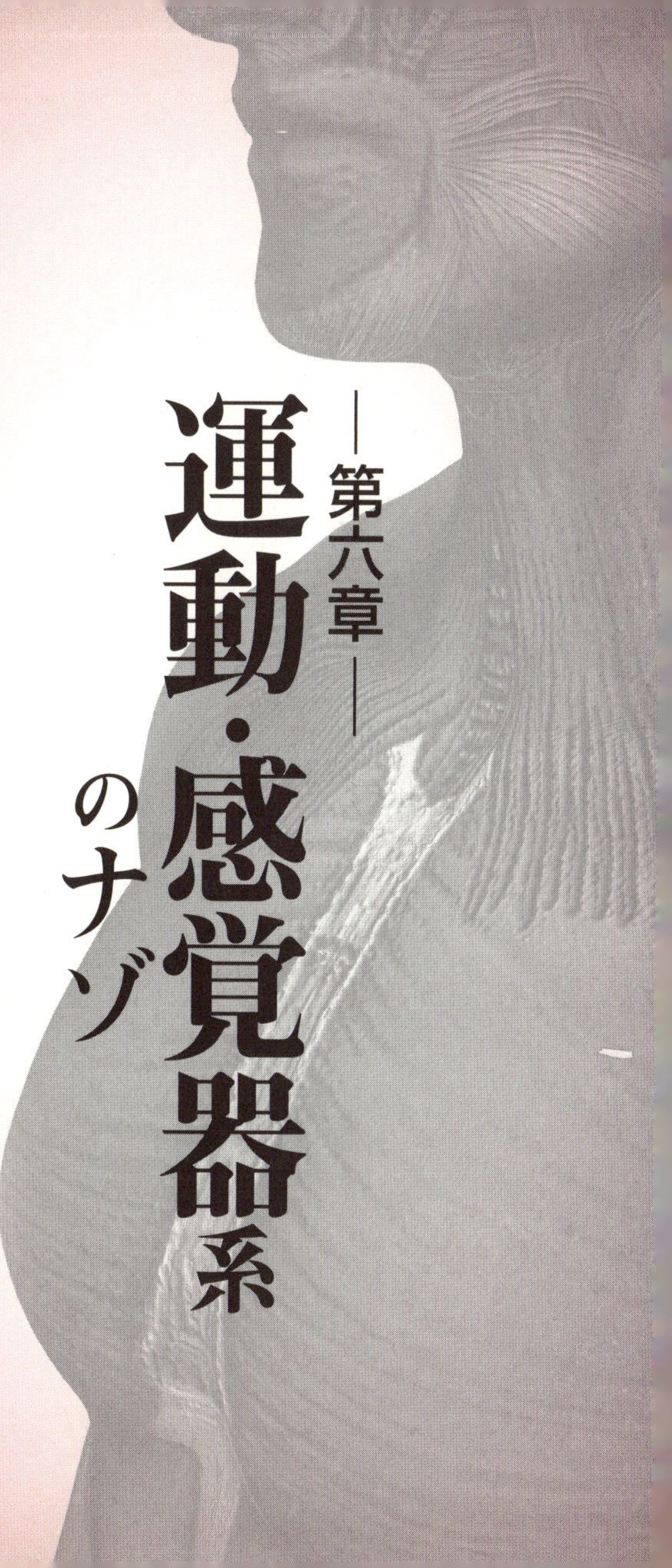

—第六章—

運動・感覚器系のナゾ

第六章　運動・感覚器系のナゾ

電車に揺られると眠くなるのはなぜ？

酸欠状態と睡眠不足が原因

単発の振動は脳には刺激を与えますが、電車の中のような周期的な振動は脳が慣れてしまうので「ゆりかご」に近い状態になります。赤ん坊が適度に揺られるほうが寝付きがいいのもこのためです。

それに加え満員電車内では空調が悪く、酸欠に近い状態になってしまうことも関係していると考えられます。人の脳を正常に働かせるには身体全体にある酸素の40％にもおよぶ量が必要されており、脳に送られる酸素の量がこれより下回る環境ではボーッとしたり眠たくなる傾向があります。

しかし、これらの環境が電車や車に揺られて眠くなる一番の原因ではありません。一番の原因は現代人に多くみられる

一番の原因は睡眠不足

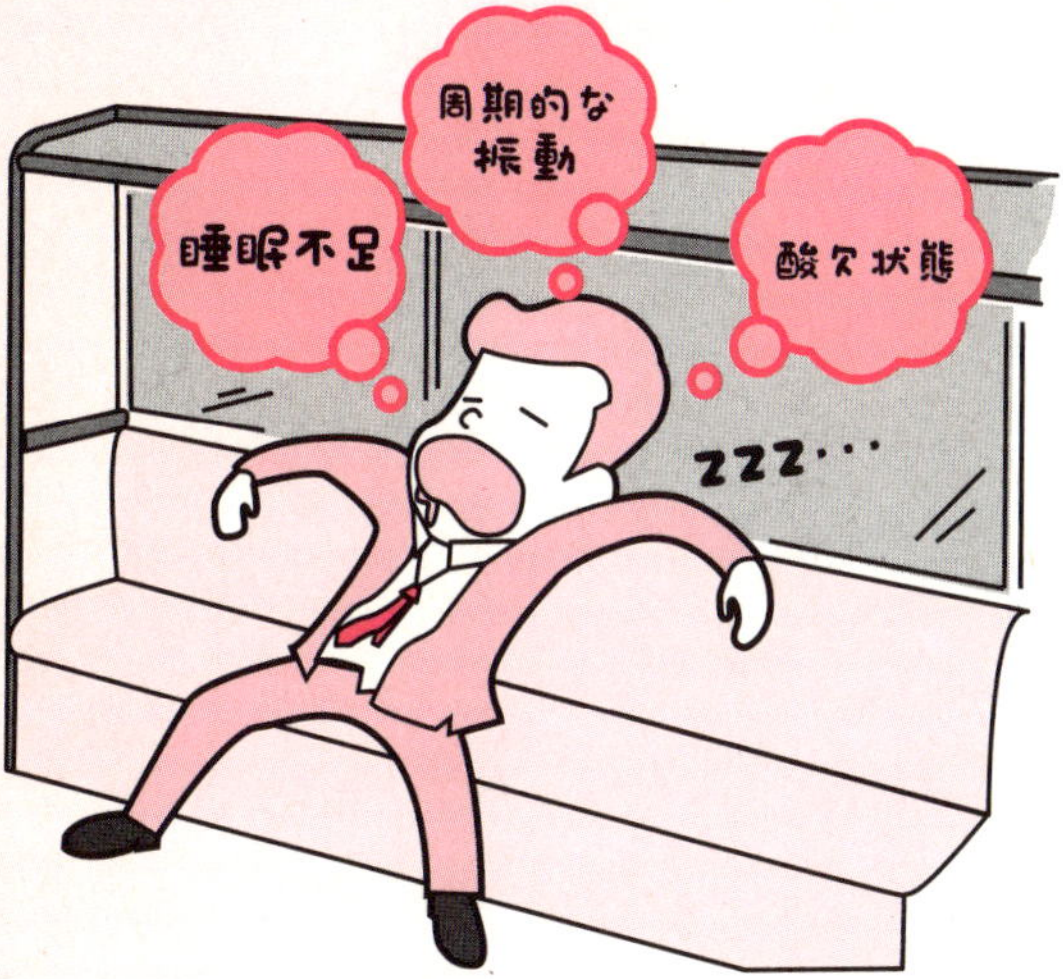

睡眠不足です。当たり前のことのように思うかもしれませんが、日本人の平均睡眠時間は様々な国と比べても短く、睡眠不足である人が多い国であるとされています。睡眠不足になると脳の働きが鈍感化し、周囲への警戒心も薄れ睡眠への導入がスムーズになります。このことは実際に睡眠不足の日と睡眠をたっぷり取った日で比べてみれば、身を持って実感できるはずです。

第六章　運動・感覚器系のナゾ

なぜ睡眠を取らなくてはならないの？

子どもの場合は成長にも大きな影響が出る

睡眠は脳が休息するための大切な時間です。身体の疲れは横になり休息を取るだけでもある程度回復することが可能で、睡眠時間全体の5分の1程度が体の回復のために使われているといわれています。

脳の場合は、知的活動を行う大脳が起きている限り休息することはできません。そのため人は睡眠を取らないと脳の働きが鈍くなり、判断力や理解力が低下し、日常生活に大きな影響が出てきます。したがって脳の休息のために睡眠が必要となるわけです。

また、脳が深い眠りに入ることにより成長ホルモンが分泌され、皮膚・筋肉・骨などを成長させ、また筋肉や内臓などの修復が行われます。この働きは成長期

睡眠のリズムと成長ホルモン

眠りの深さに比例して成長ホルモンが分泌される

成長ホルモンは深い眠り、すなわちノンレム睡眠時に多く分泌されます。そして、朝になるにつれて、眠りが浅くなると共に、成長ホルモンの分泌は止まっていきます。

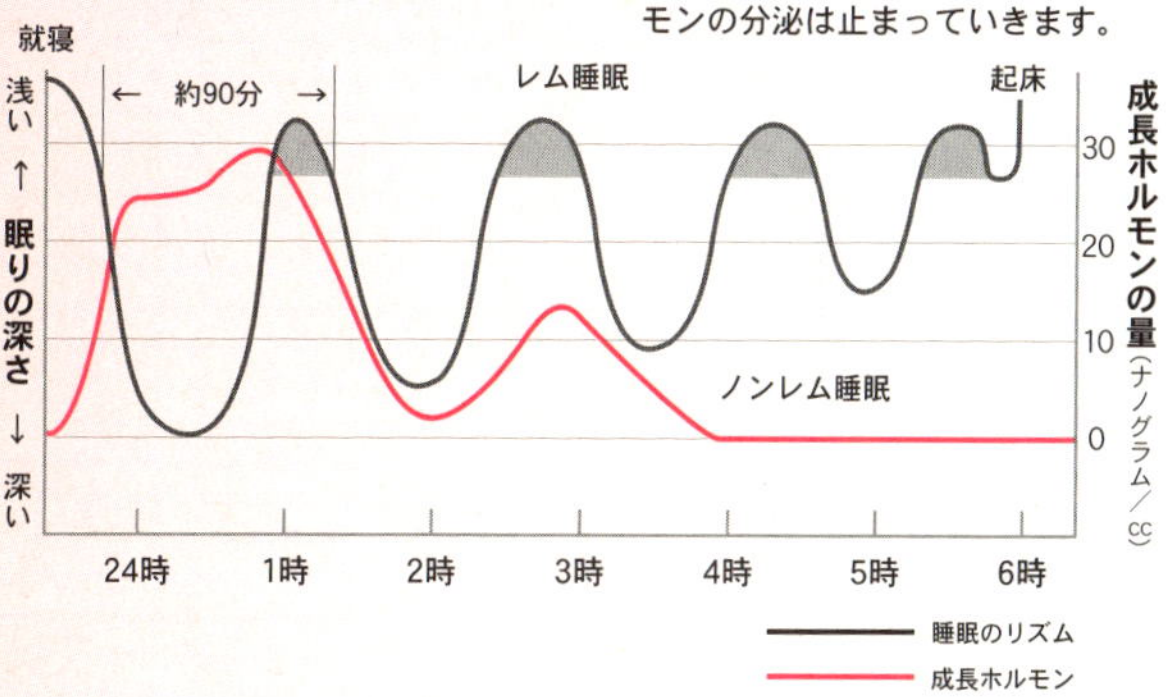

である子どもにとって特に重要な意味を持っています。

睡眠不足が続くと集中力や記憶力の低下、イライラするなどの症状が現れますが、この症状は大人よりも子どものほうが顕著に現れることがわかっています。今問題となっている「キレやすい子どもの増加」にもこのことが関係しているようです。昔から「寝る子は育つ」というように、子どもには特に睡眠は大切な営みなのです。

第六章　運動・感覚器系のナゾ

どうしてストレスは溜まるのか？

人間には適度なストレスが必要である

ストレスとは外界の刺激に対して神経系、内分泌《ないぶんぴ》系、免疫《めんえき》系が行う反応のことで、ちょうど圧力のかかったボールがひずんでいるような「状態」のことをいいます。

普段私たちがストレスというときには明確に分けていませんが、仕事が忙しいなど、ストレスを引き起こす「要因」のことを「ストレッサー」といいます。これらストレッサーにもいくつかの分類があり、まとめたものが左ページの表です。

ストレスは外からの刺激に対する体の反応のことなので、冷房が効きすぎると感じていることや、足がしびれたので姿勢を変えることもストレスといえます。

ストレスは近年、病気すべての原因の

ストレッサー

不快な環境や社会的要因でストレスが発生する

まったくストレスがない生活というのも問題ですが、体に悪影響を与えるような多大なストレスは避けたいものです。

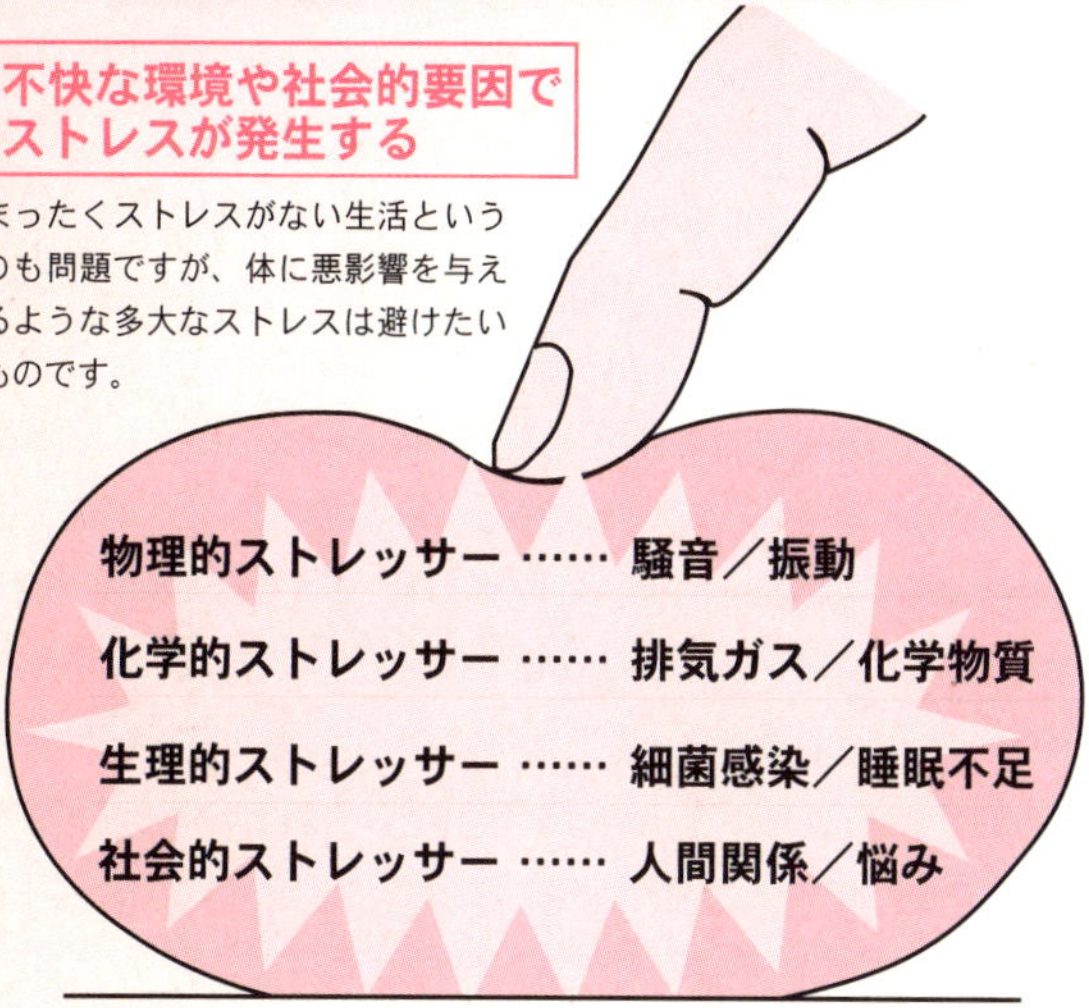

物理的ストレッサー …… 騒音／振動
化学的ストレッサー …… 排気ガス／化学物質
生理的ストレッサー …… 細菌感染／睡眠不足
社会的ストレッサー …… 人間関係／悩み

ようにいわれますが、大きな仕事を任されるなど、人生にはストレスが必要な場合もあります。

気温の変化であったり、気の合わない他人との人間関係など、生きている限りこうしたストレスからは逃れることが出来ません。

しかし、1日中部屋にいるニートや老人のようにストレスがない生活を送っていると、人の生産性は落ち込みます。過度なストレスは禁物ですが、生きていく上で適度なストレスは必要なものなのです。

第六章　運動・感覚器系のナゾ

「音痴」は直すことができるの？

音痴には矯正できる場合とできない場合がある

カラオケやアカペラで歌を歌うとき、著しく音程が外れている人を一般的に「音痴《おんち》」と呼びます。ただ、音程がしっかり取れないことだけが音痴というのではありません。他にも、リズムが調節できない、声量が調節できない、音程が維持できない、特定の音域が出せないなど、これら全体を音痴と呼ぶのです。では、音痴のメカニズムはどうなっているのでしょう。音程がしっかり取れない理由は大きく分けて2種類存在します。ひとつは「運動性による音痴」、もうひとつは「感受性による音痴」です。

運動性による音痴は、実は耳で正しい音程や音階を聞き取れているのですが、声を発するときに咽喉の運動や筋肉の緊

音痴には種類がある

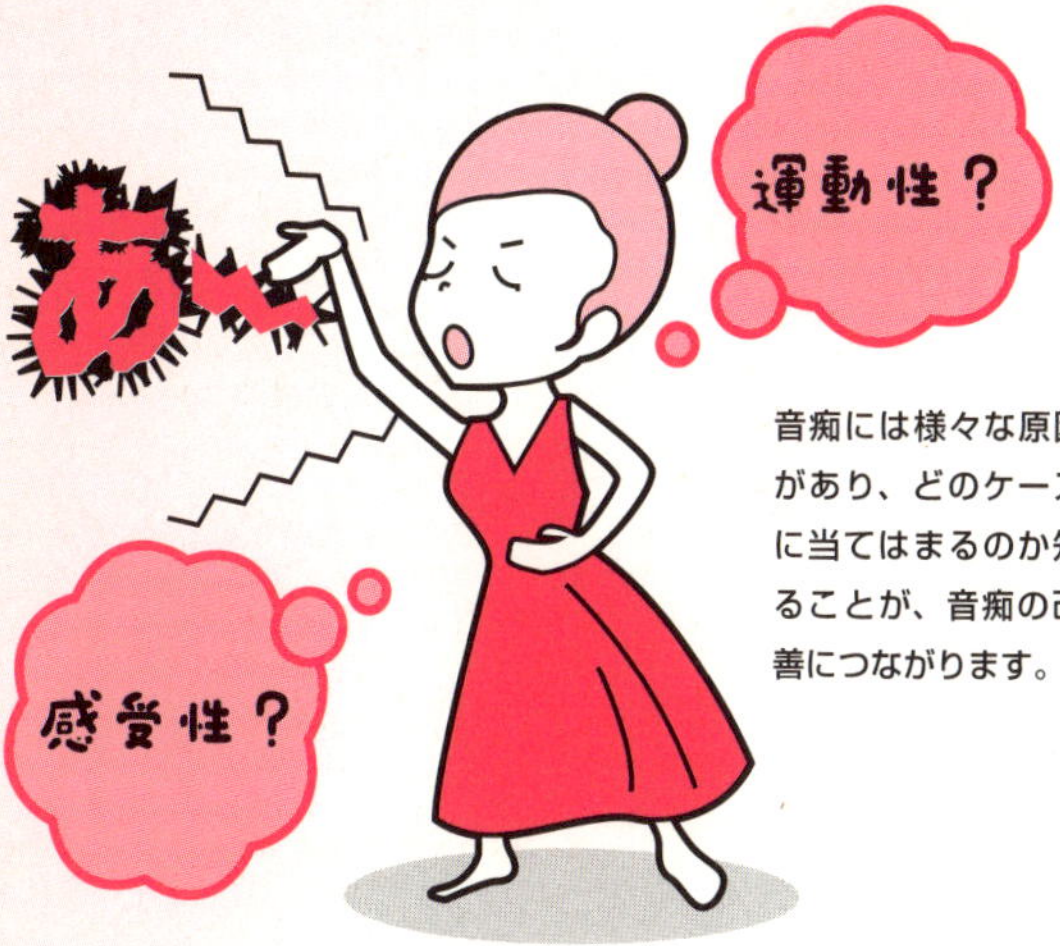

音痴には様々な原因があり、どのケースに当てはまるのか知ることが、音痴の改善につながります。

張、また呼吸の乱れによって音程がずれてしまう人を指します。もう一方の感受性による音痴は、正しい音程や音階を聞き取れない人のことを指します。これは、小さい頃から正しい音階を聞く機会が少なかったり、経験不足が大きな原因となっています。運動性による音痴は、正しい音階を聞き取れているので、ボイストレーニングなどを行うことで比較的簡単に矯正することができます。ただ、感受性による音痴は音程がずれているということを自分自身が判断できないため、矯正には時間を要するといわれています。

第六章　運動・感覚器系のナゾ

自分で車を運転するとなぜ酔わない？

次に起こる動きに対して準備ができる

自動車やバスなどの車に乗ると、乗り物酔いをすることがあります。車以外でも、飛行機や電車、船舶、遊園地の乗り物など、乗り物酔いを経験したことがある人はたくさんいるのではないでしょうか。人間は、内耳にある三半規管によって身体のバランスをとっています。しかし、乗り物の動揺や加速・減速、またカーブを曲がるときなどに体に加速が加わり、三半規管が体のバランスを取れきれなくなると、乗り物酔いが起こってしまいます。この状態は、自律神経の失調状態でもあります。ただ、車を運転する人であれば感じたことがあるかもしれませんが、自分が運転しているときは、不思議と車酔いをしなくないですか？

三半規管と前庭の働き

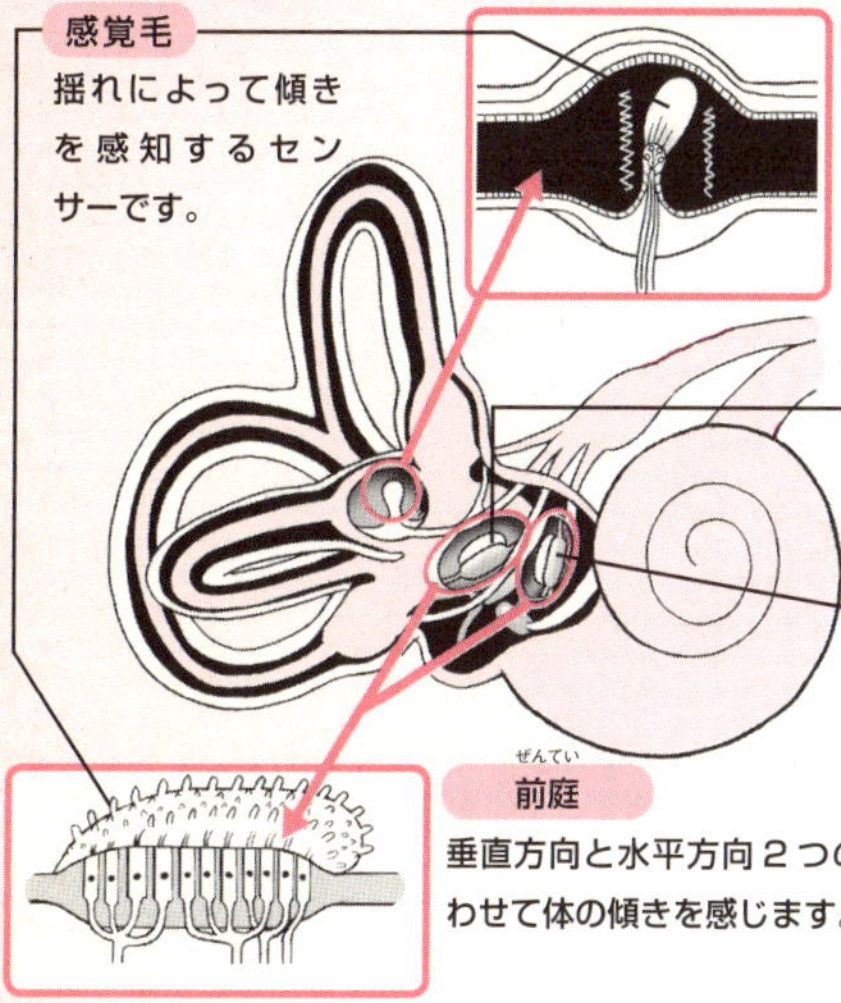

感覚毛
揺れによって傾きを感知するセンサーです。
三半規管《さんはんきかん》
リンパ液の中の感覚毛の揺れによって、体の回転や速度を感じます。
卵形嚢《のう》
水平方向の傾きを感知します。
球形嚢《のう》
垂直方向の傾きを感知します。
前庭《ぜんてい》
垂直方向と水平方向２つの情報を合わせて体の傾きを感じます。

これには理由があります。自分が運転をする場合は、次にどのような動きや揺れが起こるのかが予測できるために、体がその動きを上手に受け入れられるのです。そのため、三半規管がバランスを取りきれなくなるということが起こりにくく、自律神経も正常に働くので酔わないのです。よく乗り物酔いをするという人は、乗る前に睡眠をしっかりとっておく、空腹・満腹の状態を避ける、乗っている間は換気をよく行う、会話や好きな歌を歌うなどして、気を紛らわせることが大切です。

第六章　運動・感覚器系のナゾ

人間にだけなぜ白目がある？

ほとんど露出していないが他の動物にもある強膜の役割

白目は眼の構造において強膜《きょうまく》と呼ばれる部分です。結膜《けつまく》を通して眼球を丸く維持する役目を持っています。人間のように多くは露出していない状態がほとんどですが、哺乳類や鳥類など動物全般にこの強膜が備わっています。その中でも白目が一番露出しているのは人間ですが、なぜ人間だけが多くの白目を見せるような作りなのでしょう？

答えはヒトの進化の過程に隠されています。動物は目があるところが頭部であり、野生動物であれば天敵や獲物に自分の目の位置を知られないほうが有利です。いい換えれば、白目が見えると黒目が強調され、敵に自分の眼の位置を知らせてしまうというリスクが発生します。

人は白目でコミュニケーションをとれる

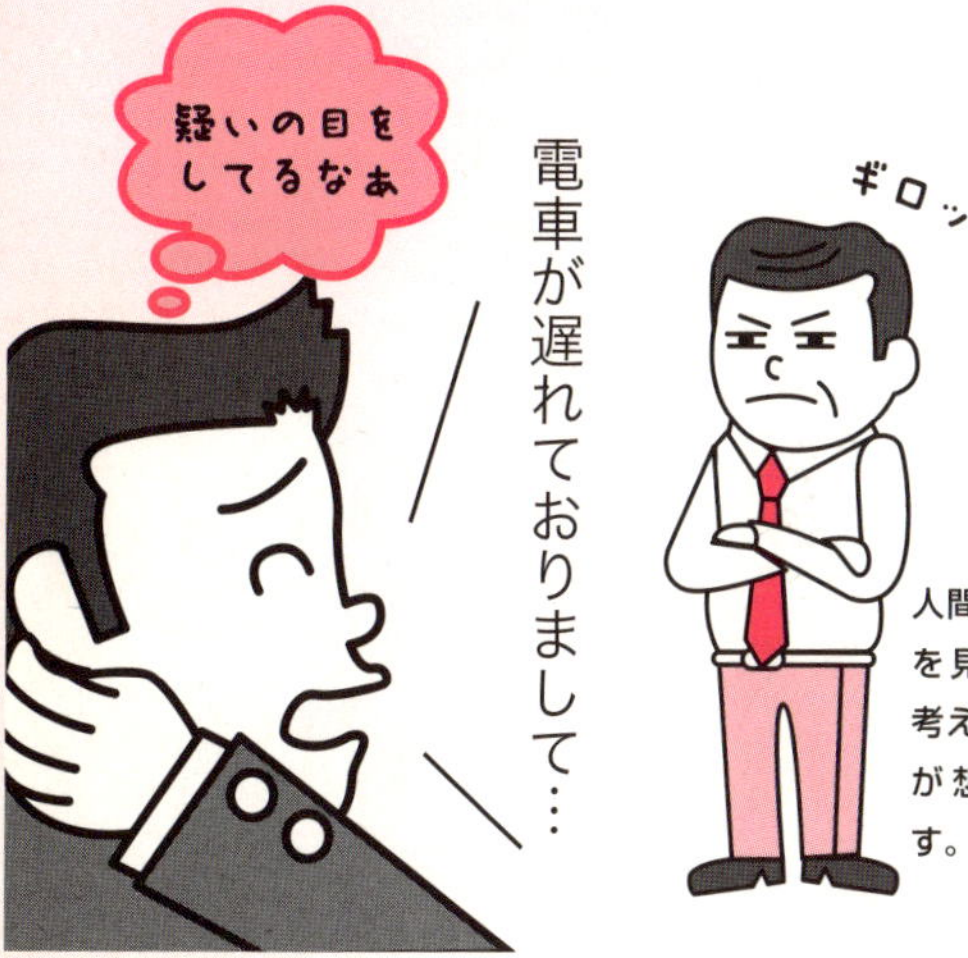
疑いの目をしてるなぁ
電車が遅れておりまして…
ギロッ

人間は相手の目を見るだけで、考えていることが想像できます。

しかし、ヒトの祖先は二足歩行によって知能が格段に発達し、リスクよりも白目の露出による新しいコミュニケーション能力を得ました。それは、音や体の動きに頼らずに目線で合図を送ったり、「目は口ほどにものをいう」というように、目つきで他者に気持ちを知らせることができる人間独自の伝達方法です。

そのおかげで、ヒトの祖先は集団生活でのコミュニケーションの幅を大きく広げた結果、さらなる知能の発達へつながり、やがては文明を生み出す原動力となったと考えられています。

第六章　運動・感覚器系のナゾ

人の舌は「辛さ」を判断できない？

舌は5種類の味覚で構成されている

人間の舌にはさまざまな味覚が存在しており、かつて基本的な味の要素として挙げられていたものには、「甘味」「酸味」「塩味」「苦味」「辛味」「渋味」「刺激味」「無味」「脂身味」「アルカリ味」「金属味」「電気の味」などがありました。

しかし、1901年にアリストテレスの示した4つの味の舌の上での感覚領域を、ヘーニッヒという人物が改めて示し、4つの味とその複合ですべての味覚を説明する「4基本味説」を提唱しました。

その7年後、池田菊苗《きくなえ》という日本人化学者が「旨味物質グルタミン酸モノナトリウム塩」を発見。この味は「4基本味説」では説明ができなかったため、現在、生理学的には「甘味」「酸味」「塩味」「苦味」

味覚を感じる舌のしくみ

味蕾《みらい》

舌の表面には右図のような、味を感じる味蕾という器官が並んでいます。

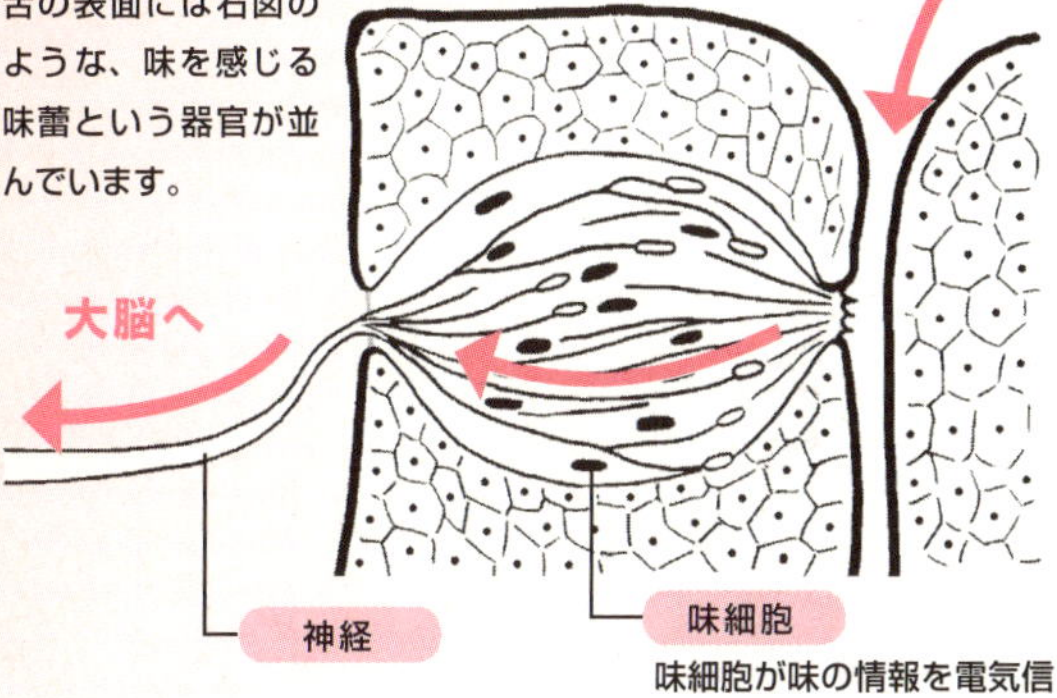

味細胞が味の情報を電気信号に変換し、神経を通じて大脳へ送られます。

「旨味」の5種類が基本味に位置づけられています。

基本味以外の、辛味物質、アルコール、炭酸飲料などの化学的刺激や、熱さ・冷たさなどの温度、舌触り（つぶつぶ感、柔らかさ、硬さ、滑らかさ）などの物理的刺激は、上図のようなルートを通ることなく直接神経を刺激して大脳皮質《だいのうひしつ》味覚野《みかくや》に伝達され、5種類の基本味と合わせて総合的な味覚を形成しているのです。要するに、舌の上で辛味だけを判断する味覚はないということなのです。

第六章　運動・感覚器系のナゾ

薬指を曲げると小指も動くのはなぜ？

薬指の両隣の指には連結する「腱膜」が存在する

みなさん手のひらを広げてみてくださ
い。そして、薬指の関節だけを曲げて
みてください。中指と小指も一緒に動い
てしまいませんか？　人差し指や親指な
ら、その指の関節だけを簡単に曲げるこ
とができると思います。しかし、薬指の
関節だけを動かすのは簡単ではありませ
ん。これには、理由があるのです。

薬指の可動範囲は、手の甲にある腱《けん》（手
の甲に各指に向かって伸びているスジ）
が役割を担っています。一見、5本の指
それぞれに1本ずつつながっているよう
に見えるのですが、中指の腱と小指の腱
の間には、連結する腱幕《けんまく》が存在します。
そのため、薬指だけを独立して動かすこ
とが難しくなっているのです。

腱は横につながっている

腱

指の動きはこのような腱と、筋肉によって制御されています。

腱幕結合

指先まで伸びる腱の途中を横につないでいるのが腱幕です。これによって1つの指の動きが他の指を引っ張ります。指先に近い位置でつながっているほど他の指に引かれます。

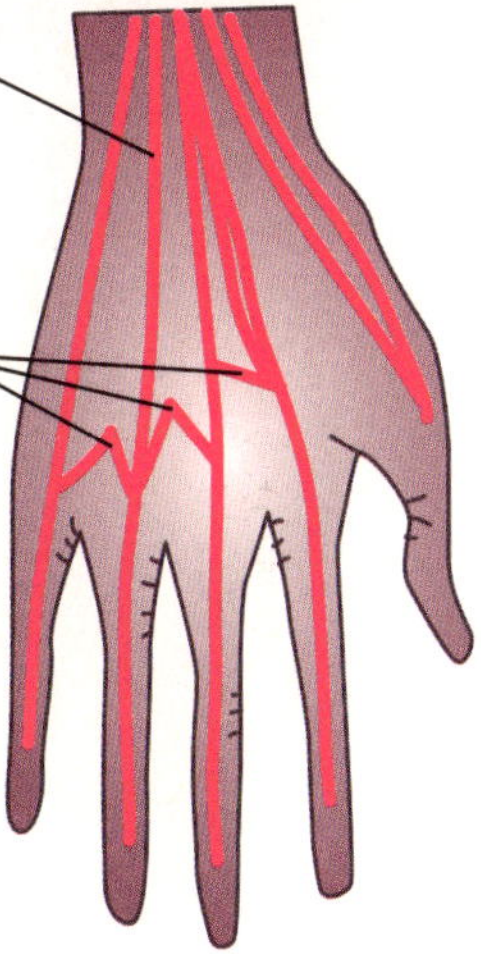

ちなみに、人差し指には独立した腱が1本多くあるので、動かしやすくなっています。さらに、親指には独立した腱に加えて、CM関節（手根骨と中手骨の間の関節）が可動関節になっているので、他の4本の指より格段に動かしやすく、まったく違った動きが可能となっているのです。

他にも、こぶしを握った状態からそれぞれの指を伸ばしてみるなど、いろいろ試してみると、指の動きの不思議が見えてきます。

第六章　運動・感覚器系のナゾ

人間の体で一番敏感な場所は？

舌は1㎜の違いがわかる究極の部位

人間は他人に体を触られると、感覚器という末梢神経の一部の器官が働いて感覚を受け取ります。当然ですが、自分で触ったり、叩いたり、つねったりしても感覚を感じることができます。では、人間の体の中で一番敏感な部分はどこなのでしょう。

敏感な部分と聞いて、思わずエッチな想像をした人がいるかもしれませんが、そこではありません。実は人間の体の中で一番敏感な場所は「舌」なのです。意外と思われるかもしれませんが、このことは実験によって実証されています。舌はわずか1㎜離れた2点の場所を押したときに、それを2点と認識することができるのです。人間の部位で、1㎜の感

自分の背中で実験

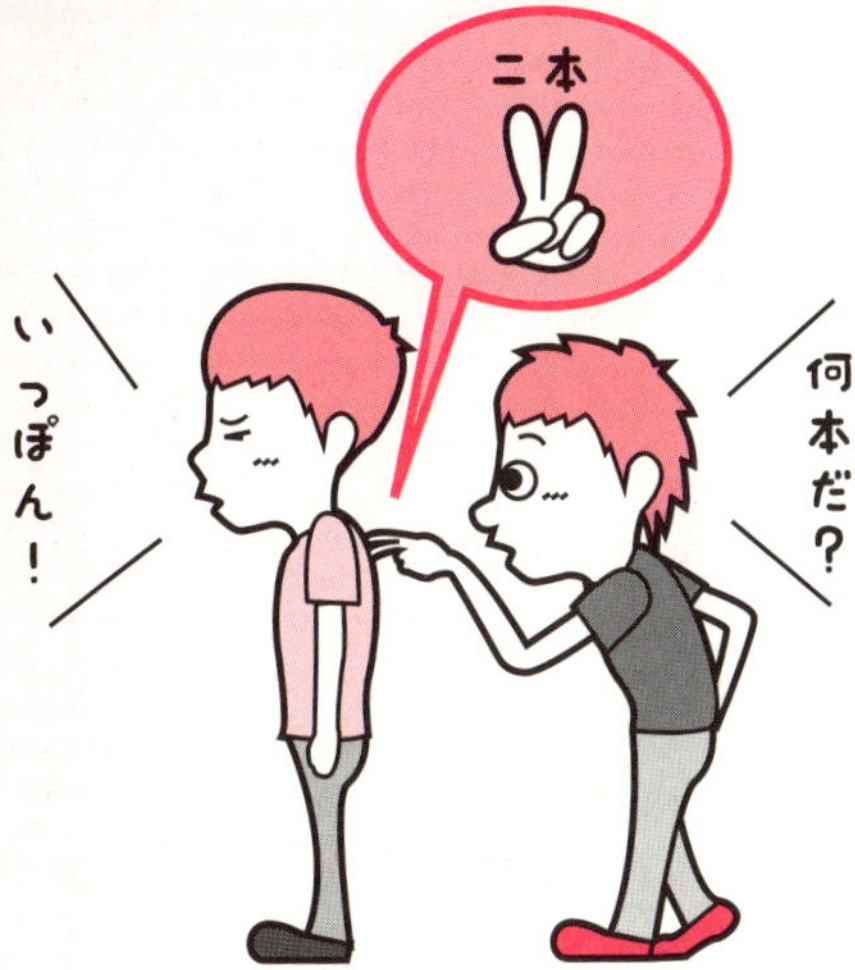

覚を判断できる部位は他にはないといわれています。舌は味を感じるだけでなく、感覚にも敏感な優れた部位であることがわかります。
逆に、一番鈍感な部分はどこでしょう。それは背中だといわれています。背中の場合、２点の場所を同時に押したときに、その感覚が５㎝以内だと、１点と感じてしまうそうです。２人いれば簡単にできる実験なので、友達や家族で試してみてはいかがでしょうか。

あくびが他人にうつるのはなぜ？

有力説は心理的な誘発によるもの

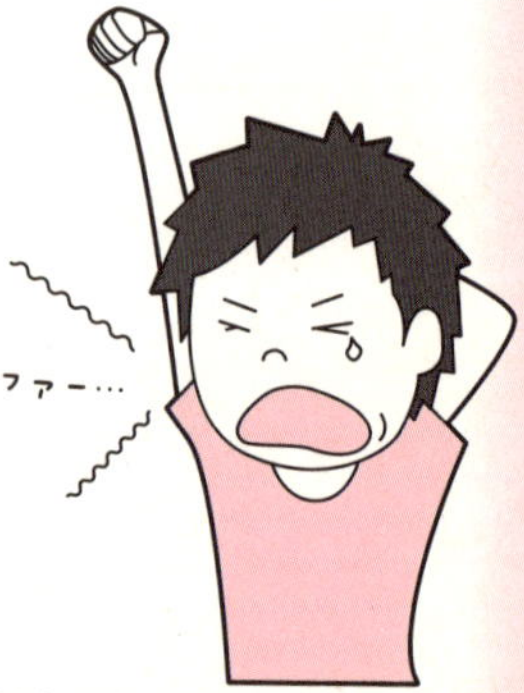

他人のあくびを見て無意識に自分もあくびをしてしまったという経験は世の中で広く共感されるものですが、実はこの理由は現代でも謎に包まれたままです。

あくびは今まで「酸素不足」が原因といわれ、脳幹から指令が出されるというところまでは解明されましたが、本質的なメカニズムがまだ解っていません。有力な説としては、あくびがうつるのは生理的なものではなく、心理的なものだといわれています。例えば、格闘技を観戦している人が思わず拳を突き出してしまうことがよくあるように、あくびも目の前の相手の行動を無意識に真似する習性から起こるというわけです。

また、あくびがうつりやすい人は他人に感情移入しやすい人、涙もろい人が多いという傾向があるといわれています。

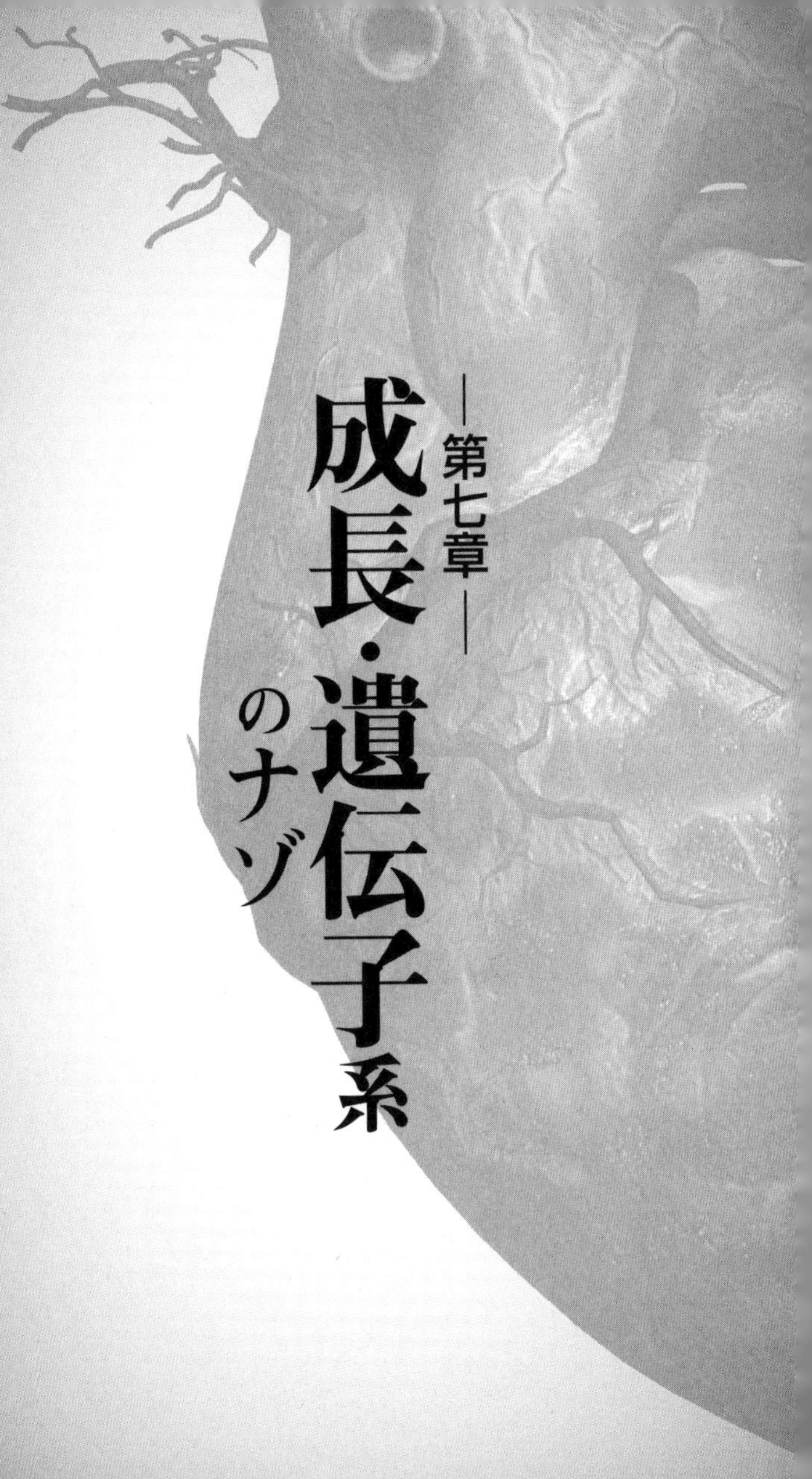

—第七章—

成長・遺伝子系のナゾ

第七章　成長・遺伝子系のナゾ

DNAと遺伝子の違いは？

その人をつくる生命の設計図のようなもの

DNAはデオキシリボ核酸《かくさん》という名前の物質で、Deoxyribonucleic Acid の略です。地球上のほぼすべての生物において遺伝情報の担い手となっていることから、DNAや遺伝子という言葉は「受け継がれる核となるもの」の例えとしても使われるようになりました。

メディアや日常会話では遺伝子と同等の意味として多く使われますが、正確には遺伝子は生物のいろいろな形質を決定する情報をさし、DNAはその遺伝情報を保持する本体のようなものです。

親子や兄弟が似ているのは、細胞分裂によって親から子へ伝えられたDNAがまったく同じではないにしろ、似たようなDNAを持っているからであり、顔や

DNAの二重らせん図

ねじれたはしごのような形をしたDNAには、生命の維持・継続に必要な情報が暗号化されて書き込まれています。

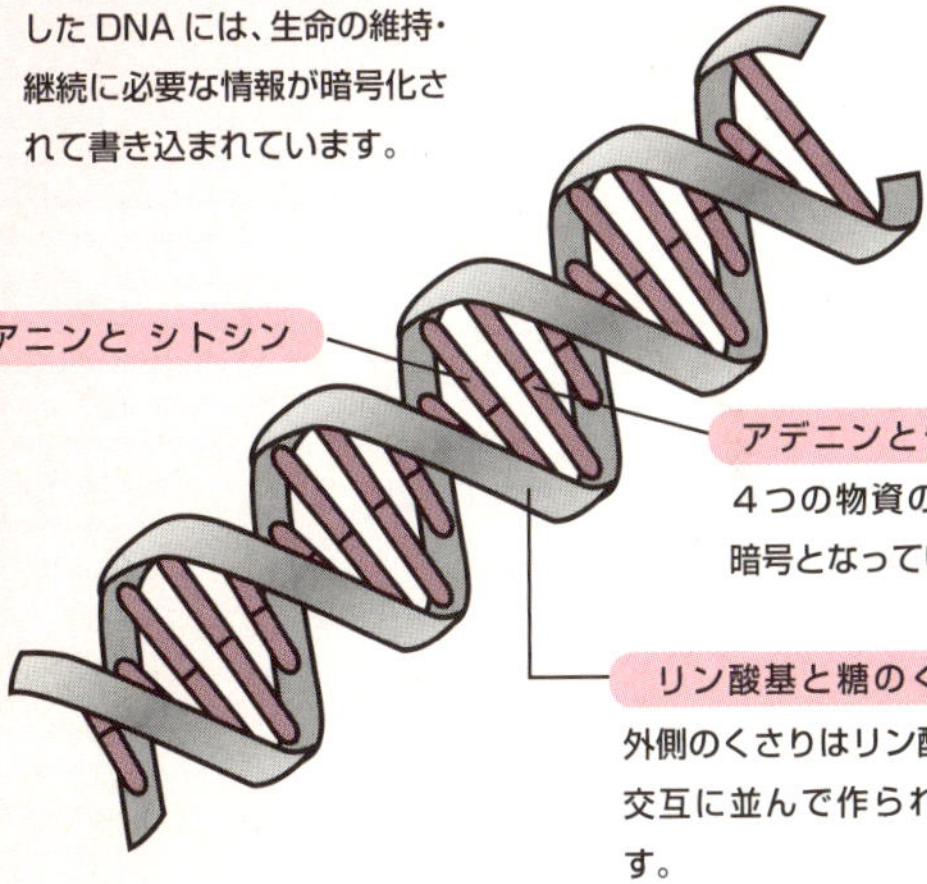
グアニンと シトシン
アデニンとチミン
4つの物資の並びが暗号となっています。
リン酸基と糖のくさり
外側のくさりはリン酸と糖が交互に並んで作られています。

性格が似て非なるのは、同じDNAを持った人間はいないからです。

ヒトの場合、DNAは約60兆個といわれる細胞の、1つ1つにそれぞれある核の中にあります。核の中には染色体が23対46本あり、その染色体はたんぱく質の塊にDNAが巻き付く構造で構成されています。

DNAは右巻きの2本の鎖が逆方向に合わさってできた二重らせん構造が特徴で、その2つのらせんの間を4種類の塩基という物質がはしごのように結合しています。

第七章　成長・遺伝子系のナゾ

ハゲる人とハゲない人の違いは？

男性ホルモンの感受性が高い人ほどハゲやすい

頭髪の成長には遺伝や食生活が大きく関わっているとされており、一概にはいえませんが、現在わかっているハゲる原因の一つとしてホルモンのバランスが考えられます。

年配の男性で頭がハゲている人は、頭の上部だけがハゲ、下部は残っている人がほとんどです。これは頭の上部と下部ではそれぞれ違うホルモンが関係しているためです。下部の女性ホルモンは髪を成長させ、上部の男性ホルモンは毛根で変化し、髪の成長を抑制する特徴を持ちます。

しかし、ホルモンはどちらかが多ければいいというものではありません。男性ホルモンと女性ホルモンのバランスが良

ハゲる人とハゲない人の違い

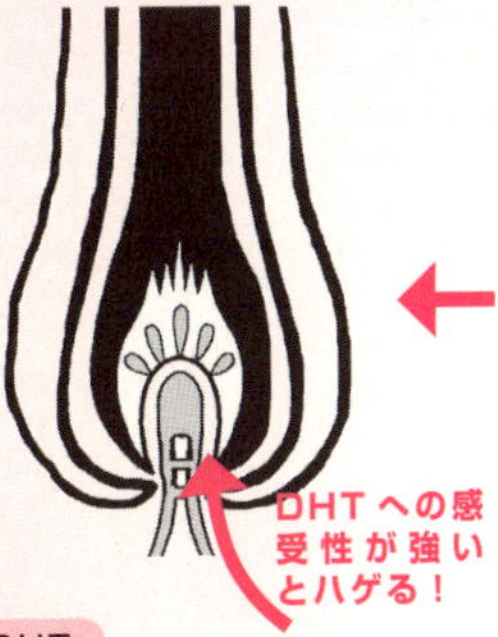

DHT

男性ホルモンが毛根にたどり着くと、DHTという物質に変化し、毛が生えることを抑制します。

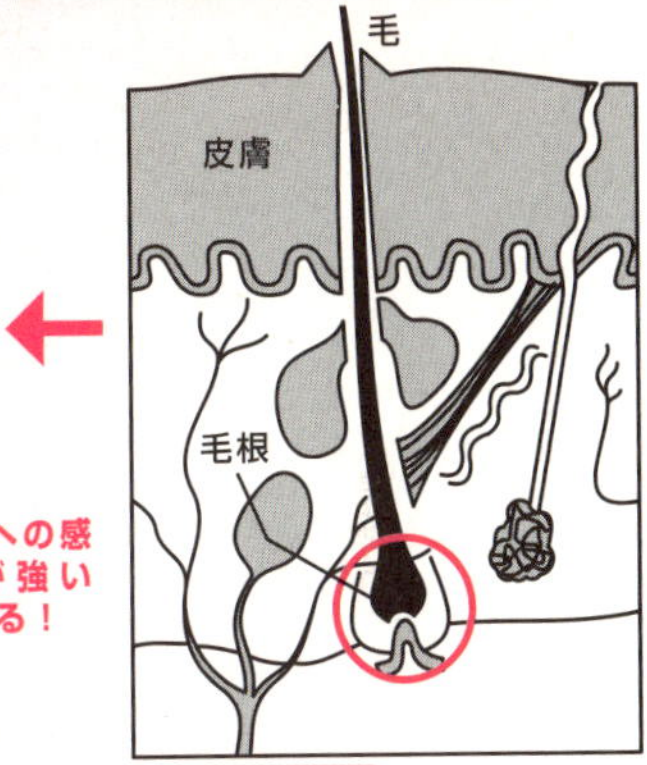

男性ホルモン

男性ホルモンは睾丸で作られ、血管を通して毛根に送られます。

好な状態でなければ健康な髪は生えてきません。ホルモンは細胞の働きには欠かせないもので、30種類以上あるといわれています。これらのホルモンはお互いに干渉し合い、体の中でバランスを保っています。しかし、ホルモンバランスは生活環境や外部的要因で崩れることがあり、これが脱毛の原因になるのです。

ハゲる人とそうでない人の違いについては、DHT（ジヒドロステロン）という発毛を抑制する男性ホルモンへの感受性の高さの違いが、運命の分かれ道になっているようです。

第七章　成長・遺伝子系のナゾ

人間の歯はなぜ生え変わるのか？

成長の停止と共に生え変わる必要がなくなった

歯が乳歯《にゅうし》から永久歯《えいきゅうし》に生え変わるように、成長しながら入れ替わるという成長過程は他の器官にはみられない歯だけの特徴といえます。

人は生まれたときは歯がありませんが、顎《あご》の中では歯のもとが作られています。一般的に生後半年くらいで最初の乳歯が生え、2～3歳までには次々と上下各10本の乳歯が生えます。そして6歳頃になると乳歯が抜けはじめ、10歳ぐらいまでに20本の乳歯はすべて抜け、永久歯に生え替わります。これが歯のサイクルです。なぜこのようなサイクルが行われるのかというと、かつて人間も一部の動物と同じように体と顎の成長に合わせて少しずつ大きな歯になっていったように、

永久歯の生える順序

永久歯は全部で28本。これに親知らずを含めると32本になります。

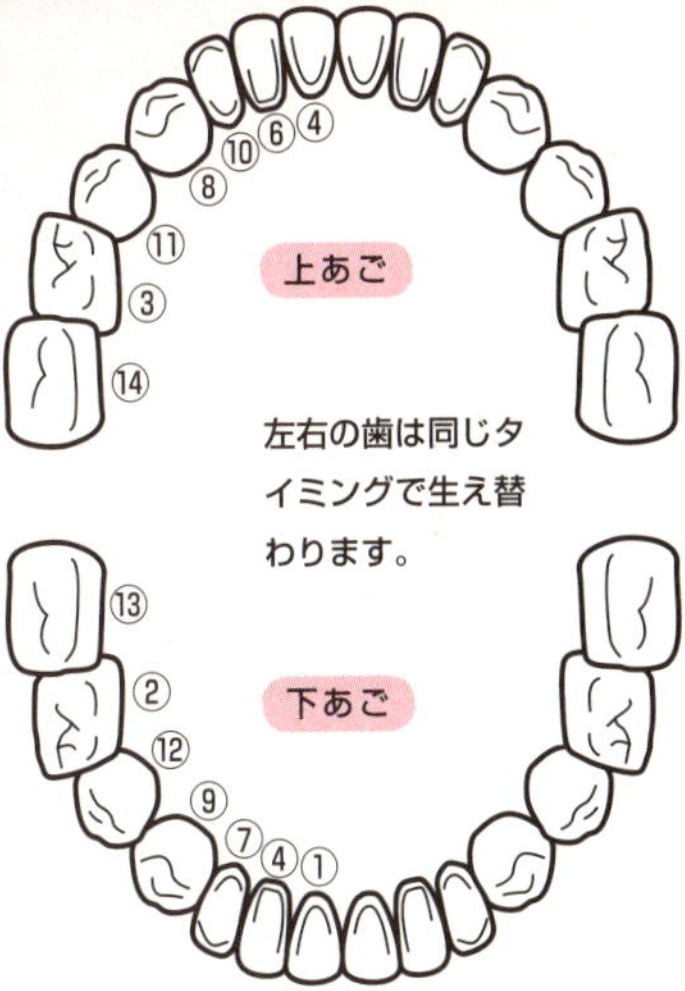

④
⑥
⑩
⑧
⑪
③
⑭
上あご
左右の歯は同じタイミングで生え替わります。
⑬
②
⑫
⑨
⑦
④
①
下あご

永久歯は抜けてしまうと二度と生えませんが、現在再生治療が研究されており、近いうちに永久歯の再生も可能になるかもしれません。

何度も生え替わっていた頃からの進化のなごりだといわれています。

生涯にわたって体の成長が持続する爬虫類や両生類は、顎の成長に合わせて生涯少しずつ大きな歯へと生え替わっていきます。しかし、ほ乳類である人の成長はある時期で止まり、顎の成長も止まります。つまり歯が何度も生え替わる必要がないのです。人の歯は生涯使用するのに耐えられるようエナメル質が厚くなり、顎の骨の中に歯が支えられるしくみになるなどの過程を経て、現在のサイクルが誕生したといわれています。

第七章　成長・遺伝子系のナゾ

どうして目は悪くなるのか？

眼球の成長に伴って焦点がズレてくる

一般的に「目が悪い」といえば、遠くの物が見えにくい近視《きんし》のことをいいます。近視は眼球内に入ってきた光の焦点《しょうてん》が、光を受け取る網膜《もうまく》より前に作られてしまう状態のことをいいます。

近視になる理由はさまざまですが、角膜《かくまく》と水晶体の曲率が高く、網膜の前に焦点ができてしまうことや水晶体と網膜との距離が通常より離れているなどの理由があります。

現在メガネやコンタクトをされているみなさんも、生まれたときから近視ではなかったはずです。体の大きさと同じように、眼球も成長するにつれて大きくなります。そうすると眼球内の焦点は、奥から前方に少しずつずれていきます。つ

目が悪くなるしくみ

正視

眼球の前方から入った光の焦点が、網膜にできるのが正視です。

近視

成長によって眼が大きくなり焦点が網膜より前方にできてしまう状態が近視です。

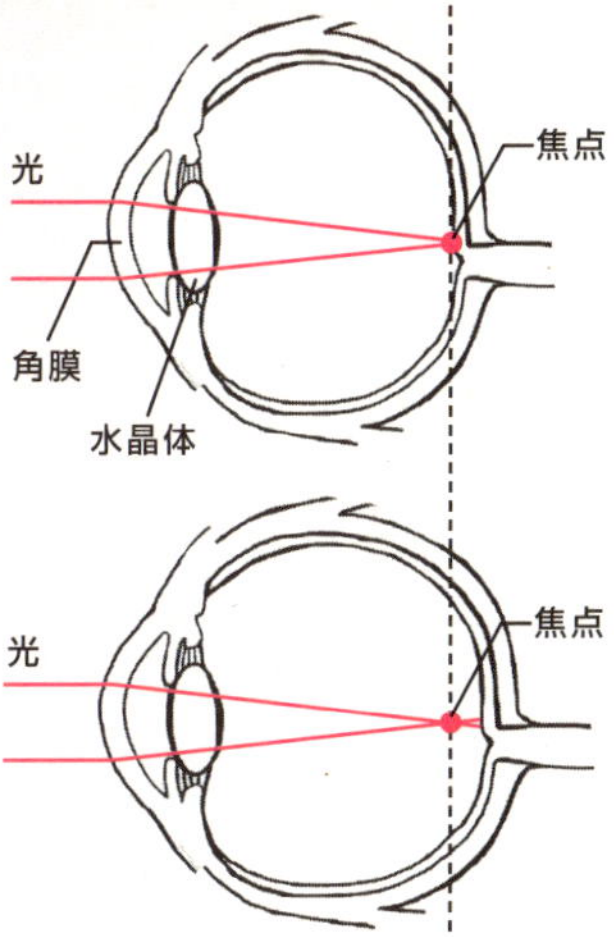

まり人間は成長するとおおむね近視になるといえます。大人になっても近視にならない人は、子どものときに遠視の傾向があり、それが徐々に正視に近づいたため、気がついていないことが多いのです。

その他の目が悪くなる原因は、現在はっきりとはわかっていません。遺伝的なものという説や、読書などで近くのものを見続けるとそこに目が適応するといった考え方など、目が悪くなるのはこのような複合的要因が関係しているのではないかというのが現在わかっている見解です。

第七章　成長・遺伝子系のナゾ

「のどちんこ」って必要なの？

役割は不明ながらいびきの原因に

のどちんこは正式には口蓋垂《こうがいすい》といいます。口蓋は口の中の天井部分のことで、その後方から垂れた部位なので、そう呼ばれます。

口蓋は成長段階で左右の組織が中央で1つにつながってできるもので、そのときに余った部分がのどちんこになります。まれにのどちんこが2つに分かれている人がいますが、それはこのような作られ方をするのが原因です。

現在、のどちんこの役割ははっきりとわかっておらず、切り取っても生活に支障が起きないばかりか、そもそも無い人もいるようです。

諸説あるのどちんこの役割は、鼻の方へ食べ物が通ることを防止する、フラン

口蓋垂の作られ方

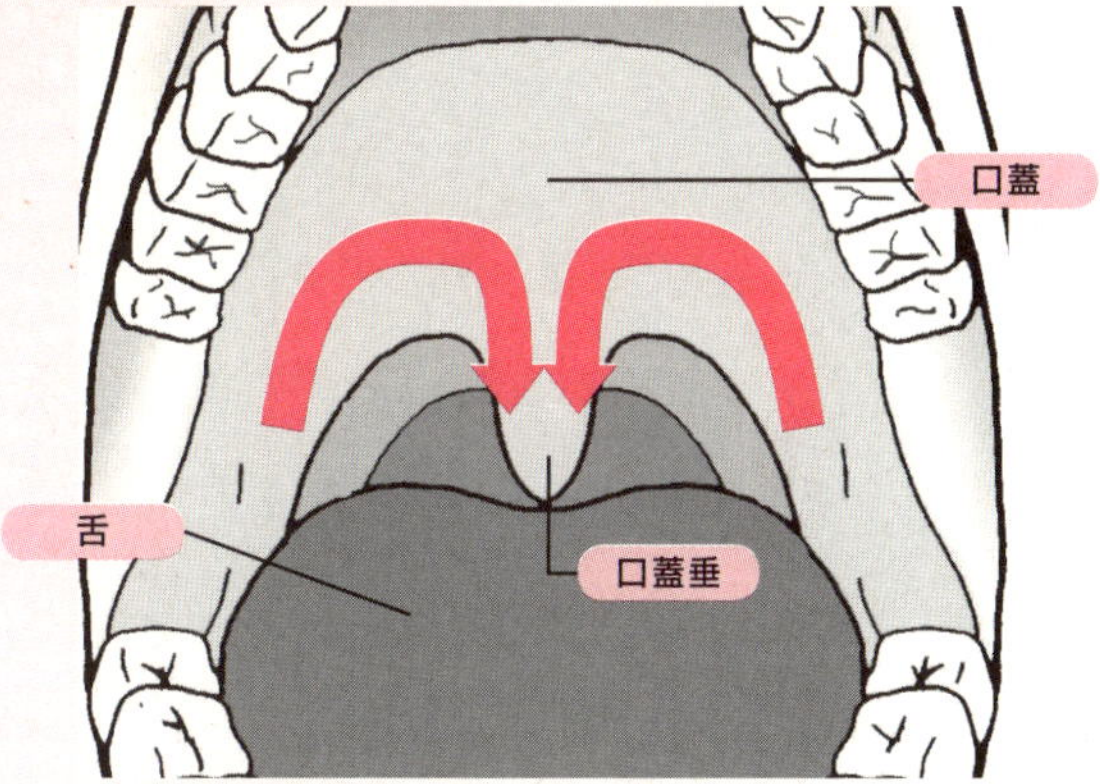

左右の組織が中央でつながり、余った部分が垂れ下がった物がいわゆるのどちんこ（口蓋垂）です。

ス語などある種の発音をするときに必要、また、尺八の演奏でも使われるようです。

のどちんこはいびきの原因ともなり、大きい人ほどいびきをかきやすくなります。これは、のどちんこが気道を塞ぐためです。お酒を飲んで眠り込んでしまった人が大いびきをかくのは、飲酒によってのどちんこと軟口蓋、舌根が腫れているためです。また、のどちんこは疲れているときに腫れることもあるので、そうした場合にもいびきが大きくなる傾向があります。

第七章　成長・遺伝子系のナゾ

中高年になるとなぜ加齢臭が出るの？

臭いの元のノネナールは女性にもある!?

人間は40代後半になると、「加齢臭」という中高年独特の臭いを放つようになります。では、なぜ歳をとると加齢臭が出てくるのでしょうか。

高齢者の体臭の原因のひとつが「ノネナール」という物質で、青臭さと脂臭さを併せ持っています。このノネナールの臭いの元は、身体が老化することによって血管の中に溜まるコレステロールなどの老化物質といわれています。加齢に伴って、皮脂腺《ひしせん》には「パルミトオレイン酸」という老化物質が溜まっていくのですが、これが酸化、分解することによりノネナールが発生し臭いを放つのです。

さて、加齢臭＝おじさんという認識が一般的に広まっていますが、ノネナール

加齢臭の元はノネナール

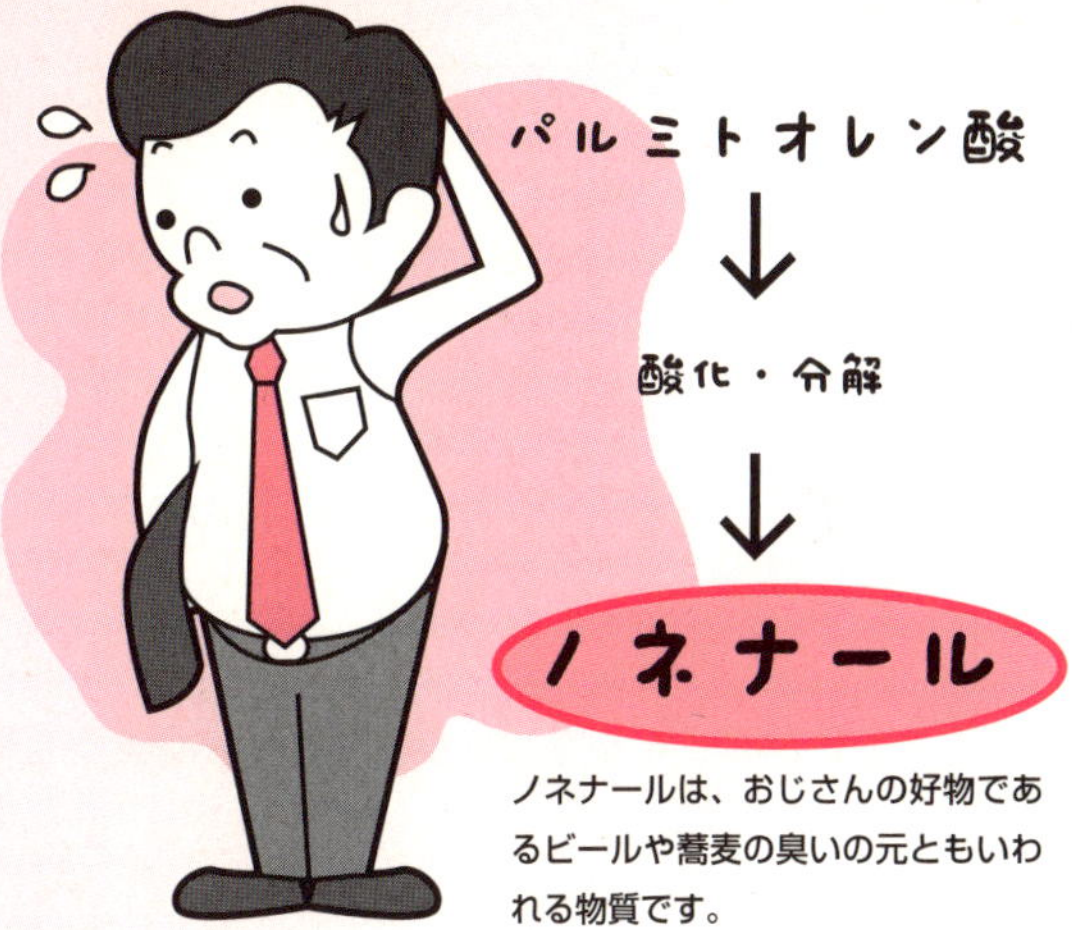

ノネナールは、おじさんの好物であるビールや蕎麦の臭いの元ともいわれる物質です。

は元々高齢女性の体臭の研究で発見された物質なのです。したがって、女性でも加齢臭は発生するのですが、女性ホルモンは酸化抑制効果があるため、老化物質が酸化しにくいという性質を持っています。そのため、女性からはあまり加齢臭が感じられないのです。

最近の研究では、ノネナール以外にペラルゴン酸を原因とする、加齢に伴う臭いがあることがわかってきています。この物質は主に30代の男性から現れるという報告もなされており、今後、加齢臭の若年化時代がくるかもしれません。

第七章　成長・遺伝子系のナゾ

蚊に刺されやすい人と刺されにくい人の違いは？

体温が高い人や汗かきの人は要注意！

蚊に刺されやすい人と、そうでない人がいるのか？　という疑問に対する答えとしては「いる」が正解になります。

蚊は二酸化炭素と温度、臭いで人を見分けます。ですので、新陳代謝が活発で体温が高い人や汗かきの人の所に蚊は寄ってくるのです。体の部位で最も刺されやすいのは足で、これは蚊が足の臭いに反応しているからと考えられています。

このような身体的特徴をそなえた人が、他の人より蚊に刺されやすい性質の人といえます。また、血液型によって刺されやすさに違いがあるか？　という疑問に対しては、O型が最も刺されやすいとの実験結果が報告されていますが、これは科学的根拠は薄いようです。

蚊に刺されやすい人の特徴

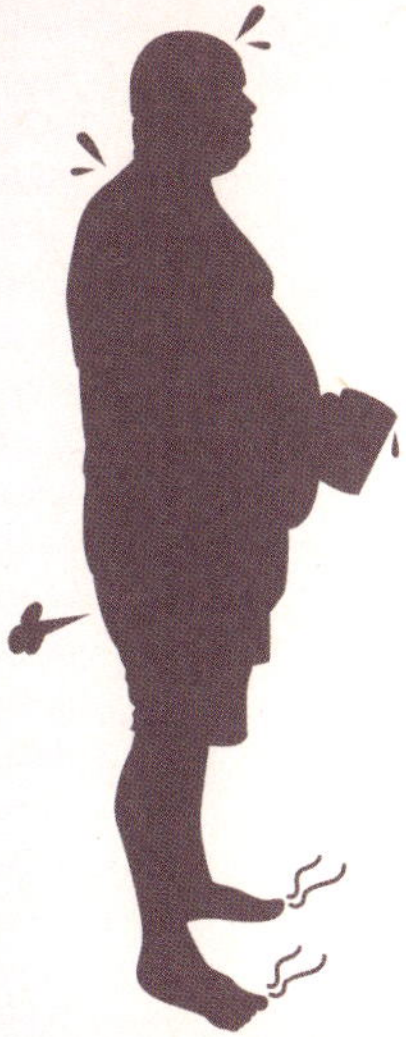

お酒を飲む

アルコールは皮膚の血管を拡大し、発汗を促進します。

汗かき

蚊は汗の臭いに敏感に反応します。

運動後

運動後は呼吸も荒く、二酸化炭素を多くはき出し、通常より体温も高くなっています。また、汗の臭いもします。

蚊に刺されやすい血液型

実験により報告されている蚊に刺されやすい血液型ランキングはO>B>AB>A型の順になっています。

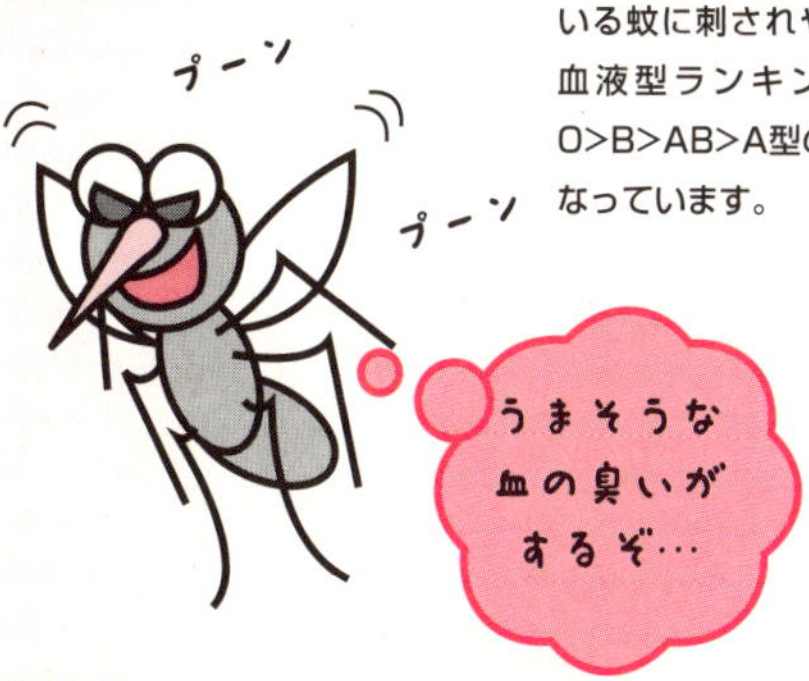

第七章　成長・遺伝子系のナゾ

歳をとるとなぜ朝早く目が覚める？

高齢者は眠りが浅く、長時間眠り続ける体力がない

高齢になると若いときと比べて、眠りの質が変わります。

眠りには深い眠りと浅い眠りがあり、浅い眠りのときは目覚めやすくなります。高齢になると、この浅い眠りが多くなり、少しのことでも目が覚めやすく、これが高齢者が早く目覚める原因のひとつです。

また、睡眠には体力が必要です。高齢で体力が減少してくると、長時間寝続けることが不可能になります。一般的に高齢者は日中に消費するエネルギーも少なくなることから、若いときのように長い時間眠る必要もありません。

さらに、高齢になると午後8時になると眠くなり午前3時には目が覚めるというように、生活リズムが前に移動する

体内時計とメラトニン

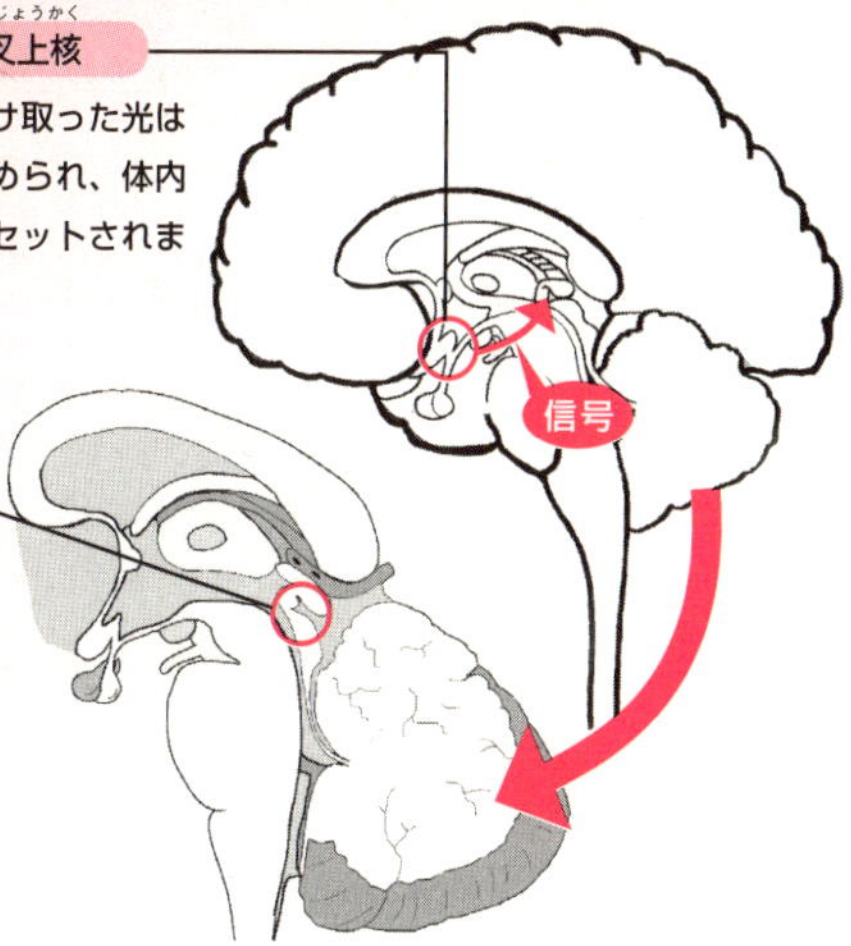

視交叉上核《しこうさじょうかく》

目から受け取った光はここに集められ、体内時計がリセットされます。

松果体《しょうかたい》

体内時計がリセットされた14時間後に、視交叉上核から信号を受けた松果体が眠くなるホルモン「メラトニン」を分泌します。

睡眠相前進症候群《すいみんそうぜんしんしょうこうぐん》という病態《びょうたい》も報告されています。

睡眠相前進症候群には、午前中に光を浴びないようにし、早い時間に眠くなったときに、強い光を浴びるようにする光療法が効果を上げています。

逆に若者には、睡眠時間が後ろに移動する睡眠相後退症候群があり、この症状では、早い時間にはまったく眠れず、通常の社会生活が困難になる事例があり、こちらの症状も治療が必要となります。

第七章　成長・遺伝子系のナゾ

白髪はなぜ生えてくるのか？

白髪は遺伝子による影響が大きい

人間の髪の毛の色は、ユーメラニンとフォメラニンという2種類の化学物質による着色の結果によって決まります。ユーメラニンが多いと色が濃く、フォメラニンが多いと赤みを帯びた色になります。

歳をとるにつれて人間の髪の毛は自然に変色していきます。通常は、生まれつきの色から灰色になり、やがて白色に変化していきます。加齢による色の変化の原因は、毛根で2種類のメラニンの生産が中止された後も、色素がない状態で新しい髪が伸びることです。そのため、髪の色素が緩やかに減少していくために起こります。

現在、白髪の発生には、遺伝子が関係していると考えられていて、これら遺伝

黒髪のしくみ

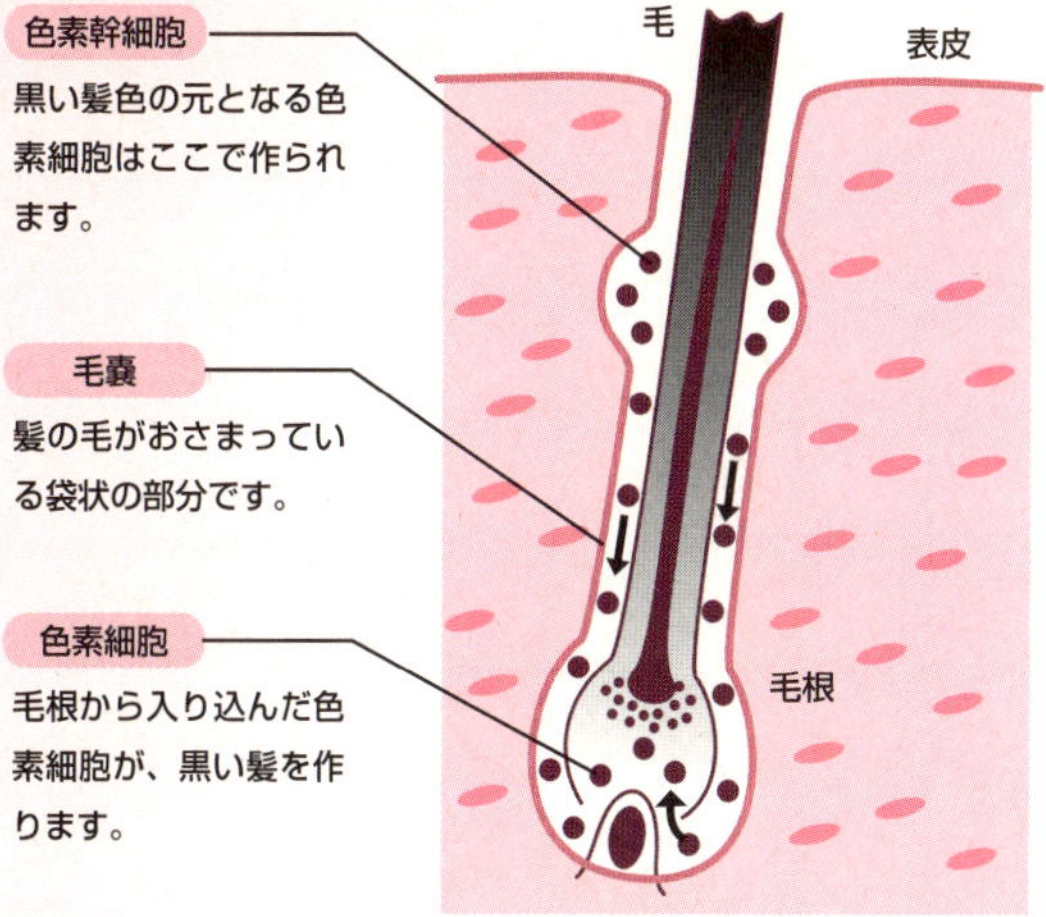

色素幹細胞
黒い髪色の元となる色素細胞はここで作られます。
毛嚢
髪の毛がおさまっている袋状の部分です。
色素細胞
毛根から入り込んだ色素細胞が、黒い髪を作ります。
毛
表皮
毛根

子が、傷ついたり量が減って働きが悪くなると、色素細胞やその他細胞にも影響をあたえます。

毛嚢《もうのう》の基部にある幹細胞が、毛髪や肌の色素の生産と保持を行うメラノサイトの発生を受け持っています。そのメラノサイトを生み出す幹細胞の死により、毛髪は白髪に変化し始めるのです。

ちなみに、人間の体毛で一番早く白髪が発生するのは鼻毛で、次に頭髪、陰毛、眉毛の順番だといわれています。なお、白髪を抜いても増えることはありません。

参考文献

『英和ビジュアルディクショナリー分解博物館 21』（角川書店）『ぜんぶわかる人体解剖図』（坂井建雄，橋本尚詞／著 成美堂出版）『カラー図解 筋肉のしくみ・はたらき事典』（左明，山口典孝／著 石井直方／監修　西東社）『よくわかる筋肉・関節の動きとしくみ』（中村和志／著　秀和システム）『カラー人体図鑑』（ジェーン・ダ・バーグ／著　金澤寛明／翻訳　西村書店）『原寸図解！人体のからくり』（坂井建雄／著　宝島社）『基礎からわかる解剖学』（竹田津文俊／著　ナツメ社）『からだの不思議図鑑』（竹内修二／監修　PHP 研究所）『しくみと病気がわかるからだの事典』（三枝英人／監修　成美堂出版）

<編者紹介>

人体研究会

人体の不思議について独自に研究を続けるグループ。国内・海外の科学ニュースなどさまざまな情報元から、新しい発表や発見を見つけ出し、雑誌や書籍を中心に、誰にでもわかるように解説・発信している。

STAFF

本文デザイン／小滝和成
本文イラスト／篠田賢典
図版制作／天花寺宏樹　加藤雅子　均竜
大橋よしひろ&魂プロダクション
CG 制作／関川徹　手塚将大
カバーデザイン／株式会社 steamboat 和田剛

人体のナゾ

2013 年 3 月 25 日　第 1 刷発行

編者　人体研究会
発行者　友田　満
印刷所　図書印刷株式会社
製本所　図書印刷株式会社
発行所　株式会社日本文芸社
〒101-8407　東京都千代田区神田神保町 1-7
TEL.03-3294-8931[営業]　03-3294-2550[編集]
URL http://www.nihonbungeisha.co.jp/
振替口座 00180-1-73081

Printed in Japan 112130318-112130318 Ⓝ 01
ISBN978-4-537-26017-5
（編集担当：吉田・菊原）

☆本書は、小社より 2010 年 11 月に刊行した「人体のしくみと不思議」を再編集したものです。